本项目受国家自然科学基金委员会重大研究计划

"血管稳态与重构的调控机制"资助

国家出版基金项目

总主编 杨 卫

血管稳态与重构的调控机制

Regulatory Mechanisms of Vascular Homeostasis and Remodeling

血管稳态与重构的调控机制项目组 编

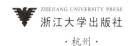

ZHEJIANG UNIVERSITY PRESS
浙江大学出版社
·杭州·

图书在版编目（CIP）数据

血管稳态与重构的调控机制 / 血管稳态与重构的调
控机制项目组编. -- 杭州：浙江大学出版社，2024.
11. --（中国基础研究报告 / 杨卫总主编）. -- ISBN
978-7-308-25491-5

Ⅰ．R543

中国国家版本馆CIP数据核字第2024M4C500号

血管稳态与重构的调控机制

血管稳态与重构的调控机制项目组　编

策　　　划　许佳颖

责任编辑　潘晶晶　叶思源

责任校对　季　峥

封面设计　程　晨

出版发行　浙江大学出版社

　　　　　（杭州市天目山路148号　　邮政编码310007）

　　　　　（网址：http://www.zjupress.com）

排　　版　杭州林智广告有限公司

印　　刷　浙江海虹彩色印务有限公司

开　　本　710mm×1000mm　1/16

印　　张　6.25

字　　数　100千

版印次　2024年11月第1版　2024年11月第1次印刷

书　　号　ISBN 978-7-308-25491-5

定　　价　78.00元

总　序

　　合抱之木生于毫末，九层之台起于累土。基础研究是实现创新驱动发展的根本途径，其发展水平是衡量一个国家科学技术总体水平和综合国力的重要标志。步入 21 世纪以来，我国基础研究整体实力持续增强。在投入产出方面，全社会基础研究投入从 2001 年的 52.2 亿元增长到 2016 年的 822.9 亿元，增长了 14.8 倍，年均增幅 20.2%；同期，SCI 收录的中国科技论文从不足 4 万篇增加到 32.4 万篇，论文发表数量全球排名从第六位跃升至第二位。在产出质量方面，我国在 2016 年有 9 个学科的论文被引用次数跻身世界前两位，其中材料科学领域论文被引用次数排在世界首位；近两年，处于世界前 1% 的高被引国际论文数量和进入本学科前 1‰ 的国际热点论文数量双双位居世界第三位，其中国际热点论文占全球总量的 25.1%。在人才培养方面，2016 年我国共 175 人（内地 136 人）入选汤森路透集团全球"高被引科学家"名单，入选人数位列全球第四，成为亚洲国家中入选人数最多的国家。

　　与此同时，也必须清醒认识到，我国基础研究还面临着诸多挑战。一是基础研究投入与发达国家相比还有较大差距——在我国的科学研究与试验发展（R&D）经费中，用于基础研究的仅占 5% 左右，与发达国家 15% ～ 20% 的投入占比相去甚远。二是源头创新动力不足，具有世界影响力的重大原创成果较少——大多数的科研项目都属于跟踪式、模仿式的研究，缺少真正开创性、引领性的研究工作。三是学科发展不均衡，部分学科同国际水平差距明显——我国各学科领域加权的影响力指数（FWCI值）在2016年刚达到0.94，仍低于1.0的世界平均值。

中国政府对基础研究高度重视，在"十三五"规划中，确立了科技创新在全面创新中的引领作用，提出了加强基础研究的战略部署。习近平总书记在2016年全国科技创新大会上提出建设世界科技强国的宏伟蓝图，并在2017年10月18日中国共产党第十九次全国代表大会上强调"要瞄准世界科技前沿，强化基础研究，实现前瞻性基础研究、引领性原创成果重大突破"。国家自然科学基金委员会作为我国支持基础研究的主渠道之一，经过30多年的探索，逐步建立了包括研究、人才、工具、融合四个系列的资助格局，着力推进基础前沿研究，促进科研人才成长，加强创新研究团队建设，加深区域合作交流，推动学科交叉融合。2016年，中国发表的科学论文近七成受到国家自然科学基金资助，全球发表的科学论文中每9篇就有1篇得到国家自然科学基金资助。进入新时代，面向建设世界科技强国的战略目标，国家自然科学基金委员会将着力加强前瞻部署，提升资助效率，力争到2050年，循序实现与主要创新型国家总量并行、贡献并行以至源头并行的战略目标。

"中国基础研究前沿"和"中国基础研究报告"两个系列丛书正是在这样的背景下应运而生的。这两套系列丛书以"科学、基础、前沿"为定位，以"共享基础研究创新成果，传播科学基金资助绩效，引领关键领域前沿突破"为宗旨，紧密围绕我国基础研究动态，把握科技前沿脉搏，以科学基金各类资助项目的研究成果为基础，选取优秀创新成果汇总整理后出版。其中"中国基础研究前沿"丛书主要展示基金资助项目产生的重要原创成果，体现科学前沿突破和前瞻引领；"中国基础研究报告"丛书主要展示重大资助项目结题报告的核心内容，体现对科学基金优先资助领域资助成果的系统梳理和战略展望。通过该系列丛书的出版，我们不仅期望能全面系统地展示基金资助项目的立项背景、科学意义、学科布局、前沿突破以及对后续研究工作的战略展望，更期望能够提炼创新思路，促进学科融合，引领相关学科研究领域的持续发展，推动原创发现。

积土成山，风雨兴焉；积水成渊，蛟龙生焉。希望"中国基础研究前沿"和"中国基础研究报告"两个系列丛书能够成为我国基础研究的"史书"记载，为今后的研究者提供丰富的科研素材和创新源泉，对推动我国基础研究发展和世界科技强国建设起到积极的促进作用。

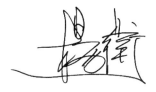

第七届国家自然科学基金委员会党组书记、主任

中国科学院院士

2017 年 12 月于北京

前　言

随着社会经济发展和人民生活水平的提高，饮食结构和环境因素发生着改变，我国心脑血管疾病的发病率也呈逐年上升趋势，已成为危害国民健康的"头号杀手"。血管稳态是医学领域的前沿学科之一，是心脑血管疾病及其他系统急、慢性疾病的病理生理学共性问题。我国立足基础科学研究前沿，在"血管稳态与重构的调控机制"领域以国家自然科学基金重大研究计划形式予以立项，启动了为期 8 年的连续资助。

"血管稳态与重构的调控机制"重大研究计划以"血管稳态与重构的调控网络和关键节点"为核心科学问题，其总体科学目标包括阐明血管结构与功能稳态及疾病过程中重构的关键信号通路和网络模式，揭示与血管重构相关的重大疾病的发病机制，寻找疾病早期诊断和疾病转归的预警标志等。

该计划的项目承担人不仅包括我国心血管、脑血管等血管稳态相关领域的知名学者，还包括多名从事影像学、生物材料与生物工程、生物信息学等交叉学科研究的优秀科学家。通过培育、重点支持和集成 3 种项目类型的资助布局，该重大研究计划解决了领域内多个重要科学问题和"卡脖子"技术难题，培育了一批学科交叉的转化医学创新研究团队，同时建立了科学、合理的学科布局模式。

　　该重大研究计划实施以来，研究者们取得了多项重要进展，在医学、生物学和材料学等领域，特别是心血管领域最具影响力的国际学术期刊上发表了一系列高水平论文，极大地推动了学科的发展，有力地提升了我国在血管稳态研究领域的国际影响力。

李毅

2024 年 8 月

目　录

第1章 项目概况

1.1 项目介绍

以血管功能失衡及损伤修复异常所引起的血管重构为病理学基础的心脑血管疾病，如冠心病、高血压、脑卒中、肺动脉高压等是危害人类健康的"头号杀手"。我国心脑血管疾病发病率呈逐年上升趋势，如何提高心脑血管疾病的预防和诊治水平已成为一个迫切需要解决的重大医学和社会问题。解决这个重大问题的瓶颈包括：对以血管功能及结构异常为主体的疾病的病理机制认识不足，分子机制研究没有重大突破，缺乏新的干预靶点，难以在临床上提出更有效的预防、治疗措施。因而，有关血管稳态维持及血管重构分子机制的深入研究，对于血管相关疾病的防治至关重要。

自稳态平衡是机体生命活动的重要基础，在维持机体的正常生理功能方面发挥着重要作用。血管是一个由内皮、平滑肌、成纤维细胞和基质等构成的主动整合性器官。血管感知内环境变化并经由细胞间"对话"将这些信号加以整合，通过局部活性物质的产生使血管自身发生结构与功能的改变。重构是血管结构发生改变的主动过程，它涉及细胞生长、死亡、迁移及细胞外基质的产生和降解。该过程取决于局部生长因子、血管活性物质以及血流动力学之间动态的相互作用。血管重构既是维持血管稳态的适应性生理过程，又是许多重要血管疾病共同的关键病理环节。血管稳态与重构的机制研究涉及代谢、氧化应激、炎症反应、生物活性物质、遗传和表观遗传调控等多学科前沿热点问题；而血管稳态及重构机制的阐明则有赖于生理学、病理学、细胞生物学、遗传学、生物化学、生物组学、生物遗传工程、生物信息学、医学影像学等传统学科和新兴技术相结合的学科交叉研究。

为适应国民经济与社会发展的需要和科学前沿研究的重大战略需求，国家自然科学基金委员会医学科学部于2014年正式启动"血管稳态与重构的调控机制"重大研究计划（简称"本重大研究计划"），总经费2.2亿元，计划实施周期为8年。该计划是国家自然科学基金委员会"十二五"期间启动的重大研究计划之一。

1.1.1 总体布局和实施思路

1.1.1.1 总体布局原则

本重大研究计划坚持"面向世界科技前沿、面向经济主战场、面向国家重大需求、面向人民生命健康"的战略方向，围绕国家在血管健康领域的重大需求和血管稳态与重构重大科学前沿，按照"有限目标、稳定支持、集成升华、跨越发展"的总体思路，利用分子生物学、病理生理学、分子影像学、生物组学、生物信息学、生物力学、化学、材料学等学科交叉手段，阐明血管结构与功能稳态及疾病过程中重构的关键信号通路和网络模式。加强顶层设计，紧扣科学目标，凝聚优势力量，形成具有相对统一目标或方向的项目集群，促进学科交叉与融合，培养创新人才和团队。针对血管医学的前沿理论问题及严重危害人民生命健康的重要心脑血管疾病的防治，布局重点及集成项目。

1.1.1.2　实施思路

本重大研究计划的实施周期为 8 年，分两个阶段实施：第一阶段（2013—2015 年），根据指南确定的支持方向，采取点面结合的方式，集中进行本重大研究计划的布点立项工作；第二阶段（2016—2021 年），着重实施项目的整合与集成。

1.1.2　项目部署和工作方针

本重大研究计划在实施过程中，采用专家学术指导与项目资助管理相结合的管理模式。专家组围绕研究计划的总体目标，从"血管稳态调节的信号通路、调控网络及其动态变化规律""内外环境因素致血管稳态失衡与重构的病理机制""血管稳态与重构研究的新技术、新方法和新模式"三个方面进行项目布局；经过充分讨论，制定年度项目指南；主持项目评审会和年度学术交流会，审阅进展报告，遴选集成项目。管理组协助专家组进行战略规划、组织学术活动和项目评审，负责项目申请和资助的日常管理。

本重大研究计划共立项 175 个课题，包括 134 个培育项目、21 个重点支持项目、13 个集成项目以及 1 个战略研究项目（按年度分为 7 个课题）。本重大研究计划在 2017 年进行了项目中期评估。专家组根据评估意见，对本重大研究计划的后期布局进行了调整。

根据项目前期在细胞谱系示踪方面的技术突破，以及血管干细胞研究的进展，布局了"血管稳态失衡中的细胞命运转变及调控机制研究"项目；根据巨噬细胞可塑性的新进展，布局了"脑血管损伤修复过程中巨噬细胞的作用及机制"项目。为贯彻习近平总书记针对科技工作要"面向人民生命健康"的重要指示，本重大研究计划布局了"危重血管疾病的发生、发展及转归的机制和干预措施""基于临床样本及数据资源的血管相关疾病防治的新策略与机制"等指南方向，以促进基础理论成果尽快向临床转化。此外，结合细胞代谢、细胞衰老及表观遗传研究领域的新突破，及时布局了相关的重点与集成项目。本重大研究计划紧密追踪生命科学领域的新技术、新方法，鼓励并推动了单细胞测序技术、分子影像技术等在解析血管稳态调控网络机制及血管疾病病理机制中的应用，助力理论的突破创新。本重大研究计划注重促进不同学科的交叉融通，把基因编辑、干细胞、治疗性疫苗、材料学、3D生物打印技术、生物光电等新方法列入了项目指南。

本重大研究计划实施 8 年来，全体项目承担人每年进行学术交流；从 2016 年起，每年组织一次结题评估。专家组在认真听取各项目的进展报告后进行讨论、评议，提出参考性建议，也力求各课题组能够自发地进行合作与整合，充分发挥各自的学科优势，开展多学科交叉集成研究。同时，坚持每次学术交流都邀请国内外与本重大研究计划相关的跨学科的著名科学家做特邀报告，引领整个项目前沿思路和先进技术应用。为了扩大"血管稳态与重构的调控机制"重大研究计划的社会影响，建立了本重大研究计划的网站，报道项目实施以来国内外本领域内的前沿进展，在本项目资助下我国科学家在血管稳态与重构研究方面所取得的成果，以及项目的最新动态，如项目指南的更新、学术交流会的会议通知等。

1.1.3　学科交叉情况

血管稳态是医学领域的前沿学科之一，是心脑血管疾病及其他系统急、慢性疾病的病理生理学共性问题。阐明血管稳态失衡导致的血管结构和功能改变及其参与心血管疾病的发生发展机制，有赖于医学、生物学、化学、材料学、影像学和信息科学等多学科交叉研究，需要充分应用最新的前沿技术和方法。因此，本重大研究计划每年邀请系统生物学、化学、光学、细胞生物学、免疫学、药学等不同领域的优秀学者参加学术交流会，并分别就生物信息学与生物网络分析、分子免疫学、生物医学光子学等学科新进展，以及纳米技术、单细胞测序技术等新技术应用进行大会报告，促进了项目的学科交叉。鼓励临床医学、基础医学以及其他学科研究人员组成多学科交叉团队以进行项目申报，共同针对血管稳态与重构相关疾病的机制、预防、诊断和治疗进行合作攻关。在血管免疫调控、血管细胞命运转归、血管微环境、血管力学生物学机制，以及动脉粥样硬化、肺动脉高压、主动脉瘤等重大血管疾病的防治新技术方面布局了 13 个集成项目。通过培育、重点支持和集成攻关相结合的资助布局，本重大研究计划取得了一系列重要进展，产生了一批创新性的研究成果，培育了一批学科交叉的转化医学创新研究团队，同时建立了行之有效的学科布局模式。

1.2　研究情况

1.2.1　总体科学目标

以解决重大心脑血管疾病所具有的共性前沿科学问题为导向，以血管稳态与重构的调控机制的基础研究为中心，利用分子生物学、病理生理学、生物力学、基因组学、系统生物学、分子影像学、化学、材料学、生物信息学等学科交叉手段，阐明血管结构与功能稳态及疾病过程中重构的关键信号通路和网络模式，以期揭示以血管功能与结构病理改变为基础的重大疾病的发病机制，寻找疾病早期诊断和疾病转归的预警标志。

1.2.2　阶段研究目标

本重大研究计划实施的阶段目标：通过相对稳定和较高强度的支持，

吸引和培育一支具有国际先进水平的研究队伍，开展学科交叉的血管功能与疾病的基础研究，从而实现我国在该研究领域整体研究水平的跨越式发展。在以下三个方面取得突破。

（1）运用几种与重大心脑血管疾病相关的模型，系统揭示血管从稳态到失衡的结构与功能改变的分子机制及其动态变化规律。

（2）在由生物、化学和物理因素引起的血管重构的调控网络和关键节点方面取得创新性成果。

（3）建立我国具有自主知识产权的，应用于血管重构研究及相关疾病预警与防治的新方法、新技术和新模型。

1.2.3　核心科学问题

（1）血管稳态与重构过程中的信号通路、调控网络及其动态变化规律

运用分子生物学、高通量组学、生物信息学、细胞电生理及细胞功能性表征等手段，动态研究在血管稳态改变与重构过程中影响细胞信号通路、基因和蛋白质修饰、代谢产物等的异常改变及其意义。获得血管稳态改变、血管老化过程中各组成元件的基因组、转录组、蛋白质组和代谢组的动态变化数据，并利用计算生物学技术将不同组学数据进行对接与整合，分析血管各细胞组分在功能与结构改变和重构过程中的动态变化规律，构建调控网络模型和关键节点，预测血管重构引起疾病的动态过程，进而寻求干预的靶点及关键分子。

（2）内外环境因素在血管稳态与重构中的分子调控机制及其信号通路

研究炎症反应、应激、代谢异常、机械和生物力学等内外环境因素对血管损伤修复从平衡到失衡的作用，以及损伤性疾病发生、发展的特定信号通路的动态变化规律。研究高盐、高糖、高脂及小分子活性物质代谢异

常导致血管损伤及重构的分子机制及其信号转导通路；获得血管病变发生发展过程中各组成元件炎症反应、氧化应激和内质网应激等的变化数据，寻找血管损伤（各种理化因素引起）修复过程中血管重构的关键节点，构建调控网络模型；研究血管不同细胞之间、细胞–细胞外基质改变之间相互作用的信号通路，细胞表型转化的关键微环境因素及分子机制，探索逆转各种因素致血管早期损害的靶点及关键分子。

（3）血管稳态与重构研究的新技术、新方法和新模式

结合基因组学、生物信息学、再生医学、影像学、组织工程与材料工程等领域的新进展，创新研究血管稳态、重构及其调控网络的技术、方法和模式生物。建立血管稳态与重构动态调节网络的系统生物学方法；建立模拟人类血管重构过程的离体或在体模型，及适用于血管重构相关疾病（如高血压、动脉粥样硬化、主动脉瘤等）的新型模式动物；创新分子影像学新技术，以动态观察生理及病理状态下血管损伤修复从平衡到失衡和损伤性重构的过程，以及特定信号通路、基因、蛋白质、代谢产物的改变；建立基于生物力学、纳米技术、生物可降解材料、干/祖细胞定向分化及生物打印等的血管治疗性重构新技术，为研究血管重构和相关疾病的发病机制及实现早期预警和防治奠定基础。

1.3 取得的重大进展

本重大研究计划启动 8 年来，通过加强顶层设计，瞄准总体科学目标，不断凝练科学问题，围绕血管稳态与重构的动态调控网络和关键节点开展创新性研究。管理组和指导专家组密切配合、紧盯前沿、前瞻部署，对项目实施严格把关、精准把控。指导专家组合理分工，与项目负责人高效互动，携手应对挑战，深化落实项目之间、项目研究团队与国际一流研

究组之间的交流合作。经过 8 年的不断努力，本重大研究计划在支持的多个研究方向上均取得了良好的阶段性成果。

本重大研究计划取得的一系列成果，对血管稳态及失衡研究领域的发展、新理论的提出和人才的培养做出了重要贡献。截至 2022 年 8 月，本重大研究计划共发表SCI（科学引文索引）收录论文 1391 篇，平均影响因子在 7 以上。一批高水平的工作成果发表于国际上有重要影响力的期刊，其中包括 *Nature*、*Science*、*Nature Cell Biology*、*Nature Genetics*、*Nature Immunology*、*Nature Communications*、*Cell Metabolism*、*Cell Research*、*ACS Nano*、*PNAS* 等综合类高影响因子期刊，也包括 *Journal of Clinical Investigation*、*European Heart Journal*、*Journal of American College of Cardiology*、*Circulation*、*Circulation Research*、*Hypertension*、*Arteriosclerosis Thrombosis, and Vascular Biology* 等血管研究领域及交叉科学领域的权威期刊。在影响因子大于 15 的期刊上发表了百余篇论文。高质量学术论文的发表体现了我国血管稳态领域的科研水平在本重大研究计划的支撑下正飞速发展，部分成果已达到世界领先水平，并得到国际本领域的认可。除发表学术论文之外，项目负责人在本重大研究计划实施期间作为主编或副主编在国内外共出版专著 21 本。本重大研究计划也为青年人才的培养做出了重要的贡献。在承担项目期间，相继有 8 人获长江学者奖励计划资助、1 人获千人计划资助、21 人获国家杰出青年科学基金项目资助、2 人获青年千人计划资助、12 人获优秀青年科学基金项目资助、4 人获创新人才推进计划中青年科技创新领军人才项目资助，有 1 个团队获创新研究群体项目资助，有 3 个团队获国家自然科学奖二等奖，有 3 个团队获国家科学技术进步奖二等奖。项目研究成果所取得的奖项包括 11 项国家级奖项、25 项省部级奖项。

为了使本重大研究计划能够落实"聚焦关键血管稳态科学问题，加强学科交叉，产生原创性成果，实现跨越发展"的方针，保持资助项目的前沿性与创新性，项目管理组与指导专家组每年举办一次学术交流会议，项目期间连续举办了 8 次学术年度交流会。会议除召集项目负责人进行项目汇报、促进项目交流之外，还针对每年项目指南中提出的血管稳态关键问题，邀请跨学科、跨专业的著名学者做学术报告，覆盖蛋白质组、代谢组、宏基因组、生物力学、影像学、生物医学工程、组织工程学、表观遗传学、生物信息学、系统生物学、纳米科学等研究领域和单细胞测序新技术等，促进了学科交叉和跨领域的科研合作。除了每年的学术交流会议，项目管理组与指导专家组还定期组织研讨会，并对项目进行跟踪和现场调研，比如对四川大学"干细胞功能性大血管的 3D 打印"项目进行了 2 次现场调研。为扩大中国在血管医学研究领域的影响，促进国际合作，指导专家组成员和项目负责人组织并参加项目组与美国心脏协会、澳大利亚和新西兰心血管研究协会（学会）的联合学术交流会。值得一提的是，项目组连续 4 年在美国动脉硬化、血栓和血管生物学科学会议（ATVB）上组织了血管重大计划成果交流专场，连续 8 年在国内规模及影响最大的心血管学术会议"长城心血管国际大会"上设立专场进行血管稳态专题学术交流。

为了扩大"血管稳态与重构的调控机制"重大研究计划的社会影响，管理组和指导专家组建立了本重大研究计划的网站，报道项目实施以来国内外本领域内的前沿进展，以及在本项目资助下我国科学家在血管稳态与重构研究方面所取得的成果。项目的最新动态，如项目指南的更新、学术交流会的会议通知等，都会在网站上第一时间发布。网站为广大心血管领域的科研工作者打开了一个了解本重大研究计划的窗口，对于宣传本重大研究计划起到了积极的作用。同时，网站也开设了"科普园地"，积极向社会公众普及血管专业领域的基础知识，为提高本重大研究计划的社会效益贡献力量。

本重大研究计划所取得的重要研究成果和突破性进展包括以下几个方面。

（1）在血管稳态失衡分子机制方面的重要理论突破

利用小鼠遗传学及细胞谱系示踪技术，揭示了心脏冠脉血管、肝血管、肺血管内皮的发育起源及损伤条件下血管修复及再生的特征规律。周斌团队发现心内膜是第二冠状血管群和肝血管的发育起源，阐明了血管损伤修复过程中内皮细胞的起源，为揭示以血管功能与结构病理改变为基础的重大疾病的发病机制奠定了理论基础。相关研究工作在 *Science*（2014年、2021年）、*Nature Medicine*（2015年、2017年）、*Nature Genetics*（2016年、2019年）、*Nature Communication*（2016年、2017年）、*Circulation Research*（2016年、2018年）、*Cell Research*（2017年、2018年、2019年）、*Circulation*（2018年、2019年、2020年）、*Nature Reviews Cardiology*（2018）、*Cell Stem Cell*（2020）等期刊上发表，研究成果入选2014年度"中国科学十大进展"，获2018年国家科学技术进步奖二等奖、2020年教育部高等学校科学研究优秀成果奖（科学技术）自然科学奖一等奖。

在血管发育修复的谱系示踪基础上，发现了巨噬细胞对血管结构的修复功能，阐明了巨噬细胞帮助修复血管结构的过程。随着年龄的增长，脑部微血管易断裂而发生微出血，因此脑微出血是高龄人群常见的脑血管病变之一。针对断裂的脑微血管能否修复以及如何修复的问题，利用高能量双光子激光定点照射技术建立了斑马鱼脑血管诱导断裂模型，研究揭示了断裂的脑微血管在巨噬细胞的帮助下可以获得快速修复的生物学机制。该研究成果于2016年发表在 *Immunity* 上，期刊同期专题评述认为"该成果对于最终实现脑血管损伤的快速修复、防治脑微出血具有重要价值"。同时，*Nature*、*Science* 分别撰文推荐和介绍了该成果及其意义。利用巨噬细胞谱系示踪、异体共生、骨髓移植等互补性前沿实验手段，发现了心脏原位巨噬细胞在心肌损伤中发挥的关键性保护作用（Jin et al.，2022）；活化的修复型巨噬细胞可减少肥胖引起的内皮功能障碍（Zhu et al.，2021）；修复型的巨噬细胞可延缓动脉粥样硬化病变进展（Ben et al.，2019）。

进一步加深了对血管微环境中内皮细胞的认识。丁榲森团队与刘兵团队利用单细胞转录组测序分析等对血管微环境在纤维化中的作用展开研究，通过调控血管微环境关键代谢通路，促进血管内皮细胞纤维化。血管微环境在器官再生过程中也发挥着重要的作用。表观遗传能够重编程血管内皮细胞的亚群变化，以及内皮细胞与巨噬细胞的相互通信，从而参与纤维化进程。该系列研究成果发表在 *Cell Metabolism*（2021 年）、*Science Translation Medicine*（2017 年、2021 年）、*Journal of Hepatology*（2021 年）、*Cell Research*（2021 年）、*Cell Death & Disease*（2020 年）等期刊上。

不同的血流剪切力可通过调节血管内皮细胞功能来影响血管的稳态。层流具有维持内皮功能稳态和抗动脉粥样硬化的作用；而湍流可以激活内皮，具有促动脉粥样硬化的作用。研究发现，层流通过激活 Hippo 通路，抑制转录共激活因子 Yes 相关蛋白和具有 PDZ 结合域的转录共激活因子（Yes-associated protein and transcriptional coactivator with PDZ-binding motif, YAP/TAZ）的活性，从而维持内皮稳态，发挥抗动脉粥样硬化作用。该工作首先提出了 Hippo 通路在血管稳态维持中的重要作用机制，于 2016 年发表在 *Nature* 上，该期刊将其作为亮点工作进行同期专题评述。

在能量代谢异常与心血管疾病发生发展方面，发现了能量限制可能通过调控 SIRT1，重塑机体的系统性能量利用与代谢状态，成为维持血管稳态及遏制腹主动脉瘤的关键机制。相关研究工作发表在 *Circulation*（2017 年）、*European Heart Journal*（2017 年）、*Nature Cell Biology*（2019 年）、*Arteriosclerosis, Thrombosis and Vascular Biology*（2017 年）、*Journal of Experimental Medicine*（2016 年）等期刊上。

（2）血管稳态失衡调控网络和关键节点的系列创新性成果

基于多模态影像技术对不同微循环状态病理组织进行代谢组学分析，确定了微循环障碍的特征代谢途径为花生四烯酸代谢，其主要核心代谢分子前列腺素 B_2 和前列腺素 J_2 与心脏微血管功能障碍显著相关（Lin et al.,

2021；Wang et al.，2022；Yan et al.，2021）。解析了部分血管稳态关键膜蛋白，如前列腺素 E_2 受体（prostaglandin E_2 receptor，EP）、糖皮质激素膜受体——G 蛋白偶联受体 97（G-protein-coupled receptor 97，GPR97）复合体的高分辨率结构。筛选出多种特异性靶向膜蛋白复合物的小分子化合物，以干预血管稳态失衡（He et al.，2021；Jin et al.，2018；Ping et al.，2021；Qu et al.，2021；Tian et al.，2021；Zhang et al.，2022）。在局部免疫炎症微环境稳态对血管稳态失衡的影响中，高迁移率族蛋白 B1（high mobility group box-1 protein，HMGB1）作为局部免疫炎症调控网络的核心节点起到了关键作用（Leng et al.，2018），T 细胞亚群（Th9、Th17）调控腹主动脉瘤及缺血性心脏损伤等血管稳态失衡过程（Li et al.，2019b；Tang et al.，2019；Xia et al.，2020）。作为细胞内氧化固醇的受体，氧甾醇结合蛋白相关蛋白 4 L（oxysterol-binding protein-related protein 4 L，ORP4L）介导的钙离子信号通路对维持巨噬细胞的生存至关重要。研究发现，ORP4L 是影响动脉粥样硬化发生发展的关键蛋白（Zhong et al.，2016）。细胞外基质介导的软骨寡聚基质蛋白（cartilage oligomeric matrix protein，COMP）–整合素 3 信号通路通过调节巨噬细胞分化，抑制动脉粥样硬化斑块的形成和血管钙化（Fu et al.，2016）。孔炜团队基于多组学分析与系统生物学的交叉结合揭示了 COMP 是内源性血管紧张素 Ⅱ 1 型受体（angiotensin type 1 receptor，AT1 受体）偏向拮抗分子，可抑制腹主动脉瘤的发生与发展；金属蛋白酶 ADAMTS7（a disintegrin and metallo-proteinase with thrombospondin motifs 7）是 COMP 的水解酶，通过降解 COMP 及 COMP 同家族基质蛋白——血小板反应蛋白 1（thrombospondin-1，TSP-1），分别促进血管平滑肌细胞（vascular smooth muscle cell，VSMC）迁移和抑制内皮修复，参与血管损伤后新生内膜的形成（Mao et al.，2021）。该成果获 2020 年教育部高等学校科学研究优秀成果奖（科学技术）自然科学奖一等奖。血脂异常是公认的导致血管稳态失衡的重要危险因素之一。研究发现，成纤维细胞生长因子21（fibroblast growth factor 21，FGF21）基因缺失可以导致高胆固醇血症及低脂联素血症，增加动脉粥样硬化斑块发生率及患者死亡风险（Lin et al.，2015），而敲除肝脏中前列腺素E_2受体3（EP3）会明显升高胆固醇水平，增加动脉粥样硬化斑块的发生风险（Tang et al.，2017）。刘俊岭团队基于影像学与分子生物学的交叉研究发现，支链氨基酸（branched-chain amino acids，BCAA）代谢能够明显增加Tropomodulin-3 K255位的丙酰化修饰，从而调控血小板活化和血栓形成（Xu et al.，2020b）。酰基甘油激酶（acylglycerol kinase，AGK）通过与Janus激酶2（JAK2）结合增强促血小板生成素（thrombopoietin，TPO）引起的巨核细胞/血小板JAK2–STAT3（信号转导和转录激活因子3）信号激活和STAT3入核，促进胎肝造血干细胞诱导的前血小板的形成（Jiang et al.，2020）。

主动脉瘤是血管结构异常、稳态失衡的代表性大动脉疾病。在主动脉瘤发生发展的关键网络及信号通路方面，研究发现G补缀叉头相关（FHA）域血管生成因子1（angiogenic factor with G patch and FHA domains 1，AGGF1）及其信号通路通过调控细胞自噬，在血管重构和主动脉瘤发生中起关键作用（Lu et al.，2016a）；平滑肌细胞Smad4信号通路可以维持大血管稳态，从而抑制主动脉瘤的发生发展（Yao et al.，2020）。平滑肌22α（smooth muscle 22α，SM22α）是维持血管稳态和调节血管重构的关键因子，介导肠道–菌群–血管对话（Zhang et al.，2021）；SIRT1（Sirtuin-1）–Tg（transgenic，转基因）VSMC通过释放外泌体cZFP609，抑制内皮细胞缺氧诱导因子1（hypoxia-inducible factor-1，HIF-1）的激活和血管新生（Shu et al.，2017）；SM22α敲除（knockout，KO）VSMC可招募巨噬细胞，后者通过circRasGEF1B促进VSMC凋亡（Lv et al.，2021）。血管活性肽intermedin（IMD）通过抑制内质网应激、平滑肌细胞凋亡和巨噬细胞炎症反应，抑制血管稳态失衡（Lu et al.，2015）。干扰年轻血管外周脂肪干细胞（PVASC）的过氧化物酶体增殖物激活受体 γ 共激活因子 1α（PGC1α）表达，可抑制 PVASC 向脂肪细胞分化，从而导致血管稳态失衡（Pan et al.，2019）；激活脂肪细胞缺氧诱导因子 2α（HIF-2α）可以干预动脉粥样硬化的发生（Zhang et al.，2019b）；Krüppel 样因子 15（Krüppel-like factor 15，KLF15）的转录激活区负向调控血管紧张素Ⅱ诱导的外膜炎症和纤维化（Lu et al.，2019）；腺苷 A2A 受体（A2AR）的激活可以诱导棕色脂肪细胞内 FGF21 的表达和释放，抑制高血压诱导的血管稳态失衡（Pan et al.，2018a）。基于主动脉瘤发生机制的关键网络节点，项目组之间开展合作研究，筛选出柚皮素作为潜在的腹主动脉瘤预防和治疗药物，并通过动物实验证明柚皮素可以显著预防和治疗腹主动脉瘤（Li et al.，2020b）。

本重大研究计划通过交叉学科研究（生物信息学分析各种组学数据，系统生物学研究整体调控网络），从多个角度解析了参与血管稳态与重构的相关基因调控网络：构建了恒河猴多组织中微小 RNA（miRNA）与竞争内源性 RNA（ceRNA）的相互调控数据库（Xu et al.，2016），以及与疾病相关的长非编码 RNA（lncRNA）的单核苷酸多态性数据库，为进一步解析 lncRNA 在血管稳态与重构过程中的作用提供了有效工具（Ning et al.，2017）；构建了与疾病相关的 LncRNADisease 数据库，并针对疾病相关的 lncRNA 进行了系统预测（Wang et al.，2016b）；利用系统生物学结合多种组学手段，寻找血管稳态失衡发生发展过程中的关键节点和调控网络，建立了血管稳态失衡导致动脉粥样硬化的数学模型，开发了基于系统科学和动力系统理论等的动脉粥样硬化早期诊断方法（Zhao et al.，2016a）；开发了单样本生物分子网络构建方法，尝试从网络标志物的角度个性化地分析血管稳态失衡相关疾病的发病机制（Liu et al.，2016b）。

（3）建立血管稳态失衡相关疾病预警和防治的新方法、新技术

本重大研究计划从促进人工血管内皮化、小口径人工血管智能化和改

善植入血管体内微环境等方面，在理论和材料改进方面对人工血管进行探索，并取得了进展。基于医工交叉结合，以脂肪间充质干细胞为种子细胞，通过"生物砖"技术3D生物打印制成人工血管，初步实现了小口径人工血管内皮化。利用仿生天然细胞外基质，构建功能型人工血管以促进组织再生重构，研发出可控释放NO的壳聚糖材料，以培养间充质干细胞，提高人工血管的血管生成能力（Du et al.，2017）。通过促进神经轴突再生，帮助组织工程血管在体内重构（Chen et al.，2015b；Cheng et al.，2016）。

在建立研究血管稳态失衡的新方法、新技术方面，罗凌飞团队等基于影像组学与系统生物学的交叉融合，针对调控动脉粥样硬化斑块微环境的巨噬细胞核心分子靶标，构建了能够特异性反映斑块稳定性的分子探针，建立了活体动态观察斑块发生、发展的分子影像检测技术（He et al.，2020a）；邢达团队运用基于时间分辨的光声检测方法反映生物组织黏弹性，成功显示了小鼠动脉粥样硬化斑块的力学特征（Zhao et al.，2016b，2016c）。

在重大血管疾病治疗方面，廖玉华团队基于血管稳态失衡的研究，发明了针对高血压重要治疗靶点——AT1受体的高血压疫苗，发现ATRQβ-001疫苗对高血压、糖尿病肾病、N-硝基-L-精氨酸甲酯（L-NAME）诱导的肾病、动脉瘤及动脉粥样硬化均具有治疗作用，且药理作用机制不同于目前常规治疗的抗高血压药物。黄聿团队基于物理流体力学与病理生理学的交叉融合，根据血管血流动力学原理发现了血流扰动致血管内皮损伤的新机制及保护内皮的小分子化合物；揭示了La核糖核蛋白7（LARP7）调控内皮细胞向间充质细胞转化的机制（Liang et al.，2021；Zhu et al.，2017）。团队首创治疗冠状动脉分叉病变的"双对吻挤压支架技术"（Li et al.，2017a），该创新性治疗技术先后在欧美国家进行了手术演示及推广。

第2章 国内外研究情况

2.1 国内外研究进展

血管负责机体营养物质、电解质、气体、激素、细胞等在组织器官间的传输和交换。同时血管也产生多种活性物质，是机体重要的内分泌器官。血管壁是一个由内皮、平滑肌及成纤维细胞等通过自-旁分泌作用相互偶联形成的主动整合性器官。血管感知内环境变化并经由细胞间对话将这些信号加以整合，通过局部活性物质的产生使血管自身发生结构与功能的改变。因此，血管功能的自稳态平衡是机体生命活动的重要组成部分，在维持机体的正常生理功能方面发挥着重要作用。各种物理、化学、生物等内外环境改变及致病因素会造成血管功能或结构改变与损伤；机体内源性保护机制则通过调节血管适应性改变与修复，达到血管功能与结构的稳态（homeostasis）及重构（remodeling）。重构是血管结构发生改变的主动过程，它涉及细胞生长、死亡、迁移及细胞外基质的产生和降解。血管功能失衡及病理性重构不仅是许多心脑血管疾病的重要病理生理基础，也与代谢、呼吸、消化、泌尿、神经等多个系统疾病的发生、发展密切相关。

随着我国经济的发展和人民生活水平的提高、饮食结构和环境因素的改变，心脑血管疾病的发病率呈逐年上升趋势，已成为危害国民健康的

"头号杀手"。冠心病、高血压、脑卒中、肺动脉高压等心脑血管疾病的关键病理学基础是血管功能失衡及损伤修复异常引起的血管重构。血管稳态与重构的机制研究涉及众多的前沿科学问题。代谢、氧化应激、炎症、内源性生物活性物质、遗传和表观遗传调控等众多的学科前沿热点问题直接涉及血管功能与结构的维持及损伤修复引起的血管重构；而血管稳态及重构机制的阐明，也有待生理学、病理学、细胞生物学、遗传学、生物化学等传统学科与多组学方法、生物遗传工程、信息学、影像学等现代前沿领域和新兴技术相结合的多学科交叉研究。

目前，血管病变分子机制尚不清晰，这制约了临床有效干预措施的发展。其瓶颈主要有两个方面：① 血管功能调控的分子机制复杂，影响因素众多，对其调控网络的认识还远远不够；② 对以血管病变（即血管功能及结构异常）为主的疾病的病理认识有限，分子机制研究没有重大突破，缺乏有效的干预靶点，难以在临床上提出更有效的治疗和预防措施等。近 5 年来，美国国立卫生研究院（National Institutes of Health，NIH）对美国国家心肺血液研究所（National Heart Lung and Blood Institute，NHLBI）的资助经费达 30 亿美元/年，每年有 5 亿~6 亿美元用于资助动脉粥样硬化相关研究。欧盟第七框架计划支出 8000 万欧元，用于资助血管损伤机制的相关研究。利用后基因组时代的科学新进展及多学科交叉的新方法，对血管稳态与重构这一重大医学基础科学问题进行诠释，是未来研究发展的新趋势，对于深入理解血管功能调节机制，阐释多种重大疾病存在的血管病变的共同病理基础，阐明包括血管疾病在内的多系统重大疾病的发病机制，建立疾病发生和转归的预警方法，探讨新的干预措施和治疗靶点等，均具有重大的理论和临床意义。

血管稳态失衡与重构涉及众多的前沿科学问题，例如：① 血管病变是机体对各种代谢紊乱反应的直接后果。机体代谢紊乱包括糖、脂代谢紊乱和能量平衡紊乱。多种代谢性疾病（如糖尿病、高脂血症等）的主要危害，均在于其导致血管功能与结构的异常，从而引发心脑血管疾病。这也是此类疾病患者死亡的直接原因。②内源性生物活性物质的生物学功能紊乱直接影响血管稳态失衡和重构。血管活性物质包括调节心血管生长、发育、形态结构和功能的血管活性多肽、脂肪因子、脂质代谢分子、活性氨基酸及衍生物、气体信号等。它们对血管结构和功能的稳态进行精密调节，是血管稳态调节的重要组成部分。因而，血管活性物质的代谢异常及生物学功能紊乱具有重要的病理学意义。③环境与遗传因素相互作用是血管稳态与重构调控机制的一个重要研究方向，如动脉粥样硬化、高血压、脑卒中、糖尿病和脂代谢异常等心脑血管疾病都是环境因素与遗传因素相互作用所引起的。关于环境因素对表观遗传调节作用的研究，已成为当前该领域最活跃的焦点方向之一。④力学生物学研究是血管稳态与重构调控机制研究的一个前沿方向。血流动力学等生物力学因素引起血管细胞信号通路激活及下游基因表达改变的机制、血管结构的适应性改变对细胞−基质间力学特性的反馈调节机制等，是血管生物学和血管病理生理学亟待解决的难题。

本重大研究计划是在我国经济发展和人民生活水平不断提高，心脑血管疾病的发病率逐年上升的背景下，为适应国民经济与社会发展的需要和科学前沿研究的重大战略需求所开展的前沿研究。在新时代科学理论创新与技术变革驱动下，血管重构性疾病发生发展机制有望获得重大突破。项目指导专家组在面向世界科技前沿、面向经济主战场、面向国家重大需求、面向人民生命健康的思想指导下，制定了本重大研究计划：以解决重大血管疾病具有的共性前沿科学问题为导向，针对目前血管重构性疾病诊断与治疗存在的瓶颈，重点围绕"血管稳态与重构的动态调控网络和关键节点"这一重大科学问题展开研究，充分发挥医学、生命科学、化学和信息科学等学科交叉融合的优势，探索血管稳态与重构的调控机制，力争揭示重大血管疾病的发病机制，并对其临床转化做出应有贡献，为健康中国战略的实施提供理论支撑及研究平台，从而提出应对多项"卡脖子"问题的中国方案。这对我国重大血管疾病防控、实现健康中国战略意义重大。

本重大研究计划实施期间，生命科学和医学领域快速发展，新理念、新技术、新领域层出不穷，对于复杂疾病的认识不断深入，新技术、多学科交叉融合在生命科学和医学研究中的推动作用日益凸显，为重大血管重构性疾病发病机制的研究开辟了新途径，提供了新思路，带来了新契机。随着新的遗传示踪、基因编辑方法的发明，以多组学为基础的大数据时代的到来，以及新型生物材料的不断涌现，进一步加速了血管重构分子机制的研究进程，极大地促进了本重大研究计划的研究成果向临床应用转化。因此，管理组和指导专家组在项目布局方面，鼓励和支持紧扣该领域研究现状和发展趋势，开展原创性和特色研究及开发多学科交叉融合的新技术。

2.2　研究发展趋势

2.2.1　从整体观角度开展研究，促进源头创新

血管重构既是一个维持血管稳态的适应性生理过程，又是许多重要血管疾病的共同关键病理环节。血管重构性疾病影响全身各个系统，其发生发展是多因素、多环节共同作用的结果。然而，既往有关血管疾病的研究长期处于"重局部、轻整体"的状态。血管组织在整体层面存在显著的来源、形态和功能的异质性，因此对血管重构性疾病的认识不应限于局部功能异常，而应更加侧重于作为重要驱动因素的机体紊乱，包括免疫系统紊乱、机体代谢应激、神经内分泌网络失衡等对血管结构与功能的影响。这一观念转变为深入认识重大血管疾病发生发展机制提供了新的突破口，也为血管重构研究提供了新的视角和空间。当前，利用后基因组时代的科学

新进展，从机体整体观的角度，探究免疫炎症、代谢异常、神经内分泌失调等因素介导的血管组织结构和功能的改变及其与多器官的交互作用，对深入理解血管功能调节机制，阐释多种重大血管疾病的共同病理基础，建立血管疾病发生和转归的预警方法，探讨新的干预措施和治疗靶点具有重要的理论和临床意义。

2.2.2 跨学科交叉融合研究兴起，促进关键环节的突破

近年来，多学科交叉融合和新兴技术成为医学和生命科学发展的主流趋势和重要推力。血管重构过程因其细胞成分与信号网络的复杂性、动态性，对于学科交叉融合和新兴技术的需求更加迫切。为阐明血管稳态及重构机制，亟须将生理学、病理学、细胞生物学、遗传学、生物化学等传统学科与多组学方法、生物遗传工程、信息学、影像学等现代前沿领域和新兴技术相结合，开展学科交叉研究。另外，综合运用计算机科学、生物统计学对海量的生物学数据进行筛选、检索、储存、分析，借此理解和阐明大量生物学数据所包含的潜在生物学规律，为系统认识血管重构复杂的生物学过程和信号网络提供重要的手段。可以预期，血管重构的临床转化研究需要多学科的深度交叉，包括与生物工程、材料学等的交叉融合，这样才能催生变革性的重大突破。

2.2.3 新技术及新观点不断涌现，拓展新的研究领域

不同组织器官及不同部位的血管存在显著的异质性，尤其在血管损伤重构的过程中，其细胞组分的起源可能与个体发育过程有所不同。除了血管本身组分外，炎症免疫机制在血管重构中也具有重要的作用。近年来，随着谱系示踪、单细胞测序等细胞层面技术的兴起，对血管重构性疾病发

生的细胞生物学本质的认识也逐步深入，基于临床的相关研究催生了血管疾病治疗新的发展方向。其中，干/祖细胞定向分化和免疫调控治疗毋庸置疑是当前最受关注的血管损伤/修复相关疾病的新兴防治措施。探究血管各个细胞组分的来源、转化规律及在重构过程中的作用，解析机体免疫监控系统应对重构过程及其与血管细胞组分之间的对话新机制，已成为血管生物学相关领域的研究热点，并迅速拓展到心血管研究的各个领域，推动了传统研究与治疗措施的变革。

2.2.4　新方法、新技术与新策略向临床转化

目前在重大血管疾病研究领域，小鼠仍然是首选的动物模型，在小鼠体内建立的血管疾病模型与基因修饰层出不穷。然而，小鼠与人类在糖脂代谢、血流动力学行为及血管病变的病理特征方面具有明显的区别，这也是近年来诸多临床前期药物实践应用失败的原因之一。近年来，更加贴近临床疾病特征的类器官模型、人工器官、多器官交互模型等系统性、整体性评价体系不断推出，有望进一步促进该领域的发展。上述研究模型的突破，结合基因编辑、微流控生物芯片、单细胞技术等新方法、新技术的运用，将为人工血管的制备、新药与药物剂型的研发、心血管相关手术术式的创立与优化等转化研究提供强大的技术支持，并为揭示血管重构的动态调节特征和复杂性发展过程提供更大的可能。

2.3　领域态势评估

2.3.1　新理论推动国际上血管重构领域研究的发展

在本重大研究计划的支持下，项目专家充分应用生物信息学与系统生

物学研究方法，从多个角度解析了参与血管稳态与重构的关键基因和网络。例如：发现心内膜是第二冠状血管群和肝血管的发育起源，阐明了血管损伤修复过程中内皮细胞的起源，为揭示以血管功能与结构病理改变为基础的重大疾病的发病机制奠定了理论基础；从整体角度重新认识了血管稳态与重构的机制，挑战、改写及完善了经典理论；依据整合生物医学大数据，提出"部分互信息"（part mutual information，PMI）数据分析新概念，并成功用于血管稳态相关分子网络的高精度构建；针对小样本或单样本，发展了早期预测动态网络标志物的方法和血管稳态临界理论，并在此基础上开发血管稳态单样本生物分子网络构建方法，尝试依据网络标志物个性化地分析血管重构相关疾病的发病机制；利用转录组学和生物信息学相结合的方法，构建了恒河猴多组织中miRNA与ceRNA的相互调控数据库及与疾病相关的lncRNA数据库，提出了基于微生物数据的疾病相似度计算方法；利用系统生物学结合多种组学手段，寻找动脉粥样硬化发生发展过程中的关键节点和调控网络，建立了动脉血管稳态失衡导致动脉粥样硬化的数学模型，开发了基于系统科学和动力系统理论等的动脉粥样硬化早期诊断方法。这些成果为我国血管重构性疾病的精准治疗奠定了坚实的理论与方法学基础，实现了"卡脖子"数据库资源的中国专有，为我国在血管重构领域的基础科学和应用研究方面积累了重要技术，搭建了实验平台，同时也有力推动了国际上该领域研究的发展。

2.3.2 调控血管稳态关键靶点的发现为重大血管疾病的防治提供了新的理论与技术支撑

在与代谢组学、生物力学、免疫学、遗传学等学科交叉融合的过程中，本重大研究计划针对我国几种高发的血管重构性疾病，特别是动脉粥样硬化、主动脉瘤等的发生发展全过程，展开研究并揭示了代谢紊乱、衰老等危险因素触发这些疾病的血管重构的分子机制，发现了一系列关键调控节点与内源性保护因子。研究发现，Hippo-YAP是介导血管内皮细胞应答血流剪切力的信号通路，并通过miRNA分泌促进平滑肌细胞增殖和去分化表型；能量代谢紊乱与衰老通过肠道菌群、NOP2/Sun RNA甲基转移酶2（NSun2）、FGF21、SIRT1、ORP4L、AGGF1等一系列关键分子影响内皮、平滑肌等血管细胞中自噬、炎症、表观遗传修饰等细胞学行为的改变，造成血管重构性疾病。另外，研究还证实了一些血管活性物质〔如SO$_2$、IMD1-53、COMP、非剪切型XBP1（X盒结合蛋白1）等〕对心血管功能的调控作用。上述成果加深了对血管稳态失衡分子机制的认识，为研发血管重构性疾病的早期预测和诊断及个性化靶向治疗的新方法奠定了基础，为临床应用转化提供了支撑材料。

2.3.3 独创的系列血管重建和修复技术开拓新的研究方向

在血管损伤反应的修复过程中，既有成熟的血管壁细胞迁移增殖、表型转化，又有源自血管或血管外的干/祖细胞参与。本重大研究计划项目团队利用小鼠遗传学及细胞谱系示踪技术，发现损伤后冠状动脉新生血管主要来自血管内皮细胞的复制增殖；研究还证实在血管修复过程中，巨噬细胞是完成血管重新连接的重要成分之一。这些成果改写了关于冠状动脉起源的理论基础，为阐释血管干/祖细胞定向分化的分子机制做了细胞学理论铺垫。在血管损伤修复的实践中，运用3D生物打印制成人工血管，并用生物墨汁维持脂肪间充质干细胞未分化状态，使之植入体内后有序分化为血管细胞，初步实现了小口径人工血管内皮化。通过分子设计，实现气体信号分子（NO）的"可控""按需"释放，提高了干细胞促血管生成的能力。这些新的血管损伤修复技术和方法为临床治疗血管损伤性疾病以及心肌梗死后的心脏再生治疗奠定了重要的理论基础，提供了新的思路，使我国在血管损伤与再生领域达到了国际领先水平，跻身于领跑梯队，推动了该领域的发展。

2.3.4 系列抗血管病变新药的研发与新诊疗措施的制定保障人民健康

本重大研究计划关注基础研究科研成果的转化应用，探索将研究发现的血管稳态调控关键分子作为血管疾病预测因子与治疗靶点的可行性，开发新的候选药物、诊断方法和干预措施，实现了多项成果转化，所取得的成果具有较好的临床应用前景。发现和筛选了 10 余个具有较高应用价值的血管疾病靶向新药物，如柚皮素、JNc-440、IMM-H007、ATRQβ-001 疫苗、K80003、vasostatin-2 等，获得多项中国和国际专利，有望从中产生有自主知识产权的原创性转化成果。在诊断手段方面，构建了能够特异性反映斑块稳定性的分子探针，建立了活体动态观察斑块的分子影像检测技术和区分斑块形态的光声黏弹成像方法。建立了针对血管生物活性物质的高选择、高灵敏的可逆光谱分析体系以及动态检测血管内皮细胞迁移的新芯片模型，为研究血管稳态与重构相关过程提供了初步的工具。证实了胃旁路手术（RYGB）、能量限制等新型干预手段治疗血管重构性疾病的作用。根据血管血流动力学原理，首创"双对吻挤压支架技术"治疗冠状动脉分叉病变。这些创新性治疗技术先后在欧美国家进行了手术演示及推广，产生了较大的国际影响。

第 3 章　重大研究成果

9 年多来，围绕"血管稳态与重构的调控机制"这一核心科学问题，项目研究已经取得了多项重要进展，在医学、生物学和材料学等领域，特别是心血管领域最具影响力的国际学术期刊上发表了一系列高水平的论文，极大地推动了学科的快速发展，有力地提升了我国科学家在血管稳态研究领域的国际影响力。

3.1　血管稳态维持的基本规律和关键环节

3.1.1　重要器官血管发育的起源及特征规律

在生命体发育过程中，一系列基因的选择表达决定了组织器官的形成，并在发育过程结束后及时关闭，处于休眠状态。当组织器官发生损伤和受到特定刺激时，部分发育过程往往重新上演，进而实现对器官的修复。因此，发现重要器官血管发育的起源及特征规律，有助于理解血管如何维持稳态并实现再生修复。在胚胎发育时期心血管系统首先发育并行使功能，以保证胚胎发育的正常进行。体内重要器官（如心脏、肝脏和肺等）在发生的初期，同样需要建立有效的血管系统来保证器官发育的正常进行，而这些器官的血管发育异常会导致严重的器官发育畸形，从而影响胚胎发育及胎儿出生后生存。但研究人员对这些重要器官血管发育的起源及特征规律知之甚少，亟须进行研究与探索。

中国科学院上海生命科学研究院生物化学与细胞生物学研究所周斌团队利用和发展了小鼠遗传学及细胞谱系示踪技术，通过遗传改造在某种细胞中表达一种来自噬菌体的Cre重组酶。Cre重组酶可以特异性识别一段DNA序列（即loxP位点），催化同源重组反应，从而实现对特定细胞的遗传标记。周斌团队利用该技术研究了心脏、肝脏和肺等重要器官血管发育的起源与特征规律，获得了一系列重要进展。①发现心脏第二冠状血管群起源于心内膜（Tian et al., 2014）。传统观点认为，胚胎时期冠状动脉已经形成，而出生后的冠状动脉是由胚胎早期形成的冠状动脉扩增而来。利用新的细胞谱系示踪技术，周斌团队发现，出生后很大一部分冠状动脉由心内膜细胞分化而来，这提示心内膜细胞是心肌梗死后血管再生治疗的潜在靶点。该研究受到国内外众多媒体和同行专家的高度关注。美国哈佛大学发育生物学家Burns博士为这项工作撰写了研究亮点专评，指出"这项工作揭示了冠状动脉的起源，为心血管再生医学带来了新的研究思路"。*Science*期刊编辑Purnell博士评价"这项研究发现新生期心脏能够生成新的冠状血管，将会促进心血管再生研究"。*Nature Genetics*期刊的资深编辑Vogan博士亮点评述"这项研究提出心内膜通过谱系转变形成血管内皮细胞的机制，为心血管再生研究提供了一个新的切入点"。研究工作入选"2014年度中国科学十大进展"。由于研究成果在该领域的领先地位，周斌研究员受邀撰写冠状血管发育调控机制的综述文章（Li et al., 2018d）。②发现部分肝脏血管来源于心内膜，与冠状动脉的发育起源相同（Zhang et al., 2016a）。③阐述了肺损伤修复过程中血管内皮细胞的谱系来源（Liu et al., 2015b）。④已有研究报道Sca1$^+$心脏祖细胞可分化为常驻心脏干细胞，但内源性Sca1$^+$细胞是否在体内参与心肌细胞生成尚不清楚。周斌团队发现，在心脏稳态失衡和损伤后Sca1⁺心脏祖细胞主要分化为心脏内皮细胞和成纤维细胞，而不是心肌细胞。该研究对先前报道的Sca1⁺心脏祖细胞的肌源潜能以及与心脏再生相关的作用机制提出挑战，认为新的心肌细胞更可能是由原有的心肌细胞增殖而来，而不是由心脏干/祖细胞分化而来（Li et al., 2018c）。该研究解决了近20年来心脏干细胞研究的重大争议问题，为心血管领域开辟了新的研究方向。

平滑肌细胞作为血管壁中膜的主要组成，表现出高度的表型可塑性，即在不同病理刺激下从正常的长梭形收缩表型转化为分泌表型、炎症表型或成骨/成软骨样表型等。王利团队发现了介导转录后调控的THO复合体在调控血管平滑肌细胞标志基因表达中的关键作用（Yuan et al., 2018）。血管生成在胚胎发育过程中尤为重要。张玉珍团队发现内皮细胞miR302-367表达水平的升高可通过细胞分裂周期蛋白42（CDC42）–细胞周期蛋白D1（CCND1）介导的信号转导途径抑制血管生成（Pi et al., 2018）。孔炜团队发现非剪切型XBP1（XBP1u）、Prohibitin等维持血管平滑肌收缩表型（Zhao et al., 2017）。张力团队研究发现，miR-22和逆转录病毒结合位点1（EVI1）是血管平滑肌细胞功能的新型调控因子，影响新生内膜的形成，这为治疗血管疾病提供了新的靶点（Yang et al., 2018）。韩梅团队发现，circ-SIRT1可通过序列特异性相互作用激活核因子κB（NF-κB），也可以与平滑肌细胞中的miR-132/212结合来增强SIRT1的表达。这提示circ-SIRT1是一种新型的用于调节平滑肌细胞表型转化的非编码RNA调节剂。该团队还发现血管平滑肌SIRT1可通过外泌体cZFP609重编程内皮功能，抑制缺血后的血管再生（Dou et al., 2020）。徐涌团队发现AGGF1通过结合myocardin调控平滑肌细胞收缩基因表达，进而参与血管损伤后内膜新生（Zhou et al., 2017）。张玉珍团队发现，GATA结合蛋白6（GATA6）可通过调控血小板源性生长因子-B（PDGF-B）与CCN-5，促进平滑肌细胞增殖与迁移，最终加速新生内膜的形成（Zhuang et al., 2019a）。蒋凡团队发现 RNA 聚合酶 I（Pol I）可通过平滑肌细胞共济失调毛细血管扩张和 Rad3 相关激酶（ATR）–p53 信号轴加速细胞增殖，促进内膜新生（Ye et al.，2017）。曹春梅团队发现富含丝氨酸/精氨酸的剪接因子 1（SRSF1）可通过 D133p53–Krüppel 样因子 5（KLF5）途径促进平滑肌细胞增殖和损伤诱导的新生内膜形成（Xie et al.，2017）。韩梅团队发现 SM22α 聚集可通过抑制双微体 2（MDM2）介导的 p53 泛素化和降解促进血管紧张素 II 诱导的平滑肌细胞敏感性（Miao et al.，2017）。内皮–间充质转化有助于器官的发育（如瓣膜形成），但也可导致许多病理改变（如器官纤维化）。张冰团队首次发现了 La 核糖核蛋白域家族成员 7（LARP7）–三方基序蛋白 28（TRIM28）表观遗传复合体可参与协调内皮–间充质转化，这在心脏瓣膜发育中至关重要，也可能在内皮–间充质转化相关疾病中发挥作用（Liang et al.，2021）。此外，调控血管平滑肌细胞的命运转换是血管发育的基础。

3.1.2 心脑血管损伤修复及再生的新机制

随着年龄的增长，人脑微血管会变得越发容易断裂而产生"微出血"，脑微出血是高龄人群脑血管常见病理改变。脑微血管损伤会引发神经退行性疾病、认知和记忆能力下降等，也是出血性脑卒中的主要诱发因素之一。快速及时地修复断裂的脑微血管，对于维护脑部正常结构和功能、预防神经退行性疾病和急性脑血管病具有重要意义。但是，断裂的脑微血管能否修复以及如何修复未被探知。西南大学罗凌飞团队在脑微血管损伤修复方面取得了重要进展：发现巨噬细胞在脑部微血管损伤修复中的新功能（Liu et al.，2016a）。研究发现，断裂的脑血管会吸引巨噬细胞迁移到损伤部位，进而向断裂的脑血管的两个断点末端伸出像"手臂"一样的伪足，在黏附因子的作用下，巨噬细胞的两个"手臂"分别与血管两个断点末端粘接在一起，进而不断地产生机械收缩力以牵引拉近两个断端，最终完成血管重新连接修复。机械收缩力的产生受"磷脂酰肌醇 3- 激酶（PI3K）- Rac1- 微丝聚合"途径的调控。*Immunity* 期刊同期专题评述了此成果，肯定了该成果的重要性及意义，认为"这一发现对于最终实现脑血管损伤的快速修复、防治脑微出血具有潜在的临床应用价值"。同时，*Nature* 在"研究亮点"栏目（Research Highlights）、*Science* 在"其他期刊"栏目（In Other Journals）也分别推荐了该成果并简述其意义。*Cell Press* 为此项研究刊发了题为"Watch immune cells 'glue' broken blood vessels back together"的成果介绍。

缺血性脑卒中等急性血管疾病可对局部脑血管网络和神经造成严重损伤。促进血管再生是治疗缺血后损伤最有希望的治疗方法之一。罗凌飞团队通过斑马鱼脑血管损伤模型发现，内生淋巴管在脑血管损伤后可侵入脑实质并引起脑水肿，还可充当新生血管的"生长通道"。该研究揭示了脑膜淋巴管在损伤后血管新生过程中的重要意义（Chen et al., 2019a）。

长期肥胖与脑血管功能障碍有关，但其中的机制尚不完全清楚。丁楅森团队与刘兵团队对血管微环境在纤维化中的作用开展研究，发现表观遗传能够重编程血管内皮细胞的亚群变化，其与巨噬细胞的相互通讯参与纤维化进程。张果团队发现，小胶质细胞转化生长因子β激活激酶 1（TAK1）的激活可引起白细胞介素 18（IL-18）的增加，由此导致脑血管功能障碍（Shen et al., 2020）。

由冠状动脉血管阻塞所引起的冠心病在我国高发，发病年龄呈现年轻化趋势，患者心脏功能受损、心力衰竭，乃至死亡。因此，明确心脏冠状动脉血管损伤修复机制对于冠心病的预防及治疗具有重要的临床意义。冠状动脉通过向心肌提供含氧血液来维持正常的心脏功能。心内膜是胎儿和新生儿心脏冠脉内皮细胞的主要来源，但成人的心内膜是否也是心脏损伤后新生血管的主要来源，这一点尚不清楚。周斌团队构建了基因谱系示踪工具以有效地标记成人心内膜，并发现成人心内膜在心脏损伤后极少参与新生血管内皮细胞的形成（Tang et al.，2018）。在这方面开展的研究工作揭示了冠状动脉血管损伤修复的细胞起源及机制，证明新生血管主要来自血管内皮细胞的复制、增殖过程，为临床上心肌梗死后的心脏再生治疗提供了重要的理论基础和新思路（He et al.，2017b；Liu et al.，2015a）。血浆免疫球蛋白E（IgE）水平可作为冠心病的独立预测因子。郭峻莉团队发现，IgE缺失时，可通过调控巨噬细胞极化对动脉粥样硬化、肥胖及胰岛素抵抗起保护作用，阐明了IgE调控心血管代谢性疾病的机制（Zhang et al.，2020b）。自发性冠状动脉夹层是非医源性、非创伤性的冠状动脉壁分离。汪道文团队揭示了包括*TSR1*基因在内的四个基因可能与自发性冠状动脉夹层的发生有关，*TSR1*突变可导致蛋白质合成的过早中止，提示*TSR1*可能成为自发性冠状动脉夹层诊断和治疗的潜在靶点（Sun et al.，2019a）。

3.1.3　内源性血管保护因子

血管活性物质是血管微环境的重要组分，包括气体小分子、血管活性多肽、脂肪因子、活性氨基酸及其衍生物、非编码RNA等，可对血管结构和功能的稳态进行精密调节。它们对血管功能调控的分子机制、在生理与病理状态下的消长规律及其整合网络调控模式亟待阐明。内源性气体信号分子以其持续产生、快速弥散、作用广泛及半衰期短等特性，在维持机体内环境与血管微环境稳定中发挥重要的作用。杜军保等在国际上率先开展内源性硫化氢（H_2S）的病理生理学意义与机制研究，揭示了内源性H_2S是继NO及CO之后心血管调节的第3种气体信号分子，发现内源性H_2S在血管微环境生理及病理生理学调节中具有重要意义；进而发现管周脂肪来源、抑制血管炎症的新型气体分子——SO_2，阐明SO_2抑制NF-κB通路的分子机制。齐永芬团队发现，血管活性多肽IMD1-53显著抑制慢性肾脏病（CKD）大鼠主动脉钙化（Chang et al.，2016）及降低腹主动脉瘤的发生率（Lu et al.，2016b）。朱大岭团队证实了线粒体及其融合/分裂的动态平衡在肺动脉高压血管重构中发挥重要作用，首次揭示了缺氧通过micro-RNA调控转录因子诱导肺动脉平滑肌细胞线粒体融合/分裂进而影响肺血管稳态失衡的分子机制，并进一步发现了15-羟基二十碳四烯酸（15-HETE）通过调节基质金属蛋白酶2（MMP-2）和基质金属蛋白酶9（MMP-9）促进成纤维细胞迁移、增加血管生成，这为肺循环系统疾病（特别是肺动脉高压）的发病机制研究和治疗提供新的理论依据（Liu et al.，2018）。李巍团队揭示了溶质载体家族35成员D3（SLC35D3）通过促进自噬诱导复合体的形成而诱导自噬的发生，并且为进一步研究血小板致密体发生的机制提供了重要线索（Wei et al.，2016）。杨天新团队研究了肾脏血管肾素原受体在肾脏血流动力学及血管紧张素Ⅱ诱导的高血压及肾脏血管重构中的作用（Lu et al.，2016c；Wang et al.，2016a）。林灼峰团队发现肝脏来源的FGF21通过激活脂肪组织和肾脏血管紧张素转换酶2（ACE2）–血管紧张素（1-7）[Ang-（1-7）]轴，抑制血管紧张素Ⅱ诱导的高血压及血管重构，阐明了多器官FGF21–ACE2轴在调控高血压中的作用（Pan et al.，2018a）。赵强团队发现，组蛋白去乙酰化转移酶7分泌的肽段可促使血管前体细胞迁移至支架处并分化为内皮细胞，促进血管损伤后再内皮化，防止新生内膜的形成（Pan et al.，2018b）。李红良团队发现干扰素调节因子4（IRF4）通过直接结合启动子促进Krüppel样因子4（KLF4）表达，从而减轻损伤后新生内膜的形成（Cheng et al.，2017）。内皮功能紊乱亦是肺动脉高压的重要病理基础。袁祖贻团队发现，内皮细胞AMP活化蛋白激酶（AMPK）可通过调控ACE2磷酸化增加后者稳定性，从而减轻肺动脉高压的发生与发展（Zhang et al.，2018b）。腺苷A2A受体（A2AR）在心血管疾病的病理生理过程中起着关键作用。汪道文团队发现，激活A2AR可通过调节CC趋化因子受体7（CCR7）的表达和内化，抑制巨噬细胞向淋巴结的迁移（He et al., 2020b）。

细胞外基质（ECM）是血管中占比最大的组成成分，构成了一个稳定的细胞外微环境，其成分和功能多样，具有独特的理化特征，始终处于动态变化过程，是胞外生物化学与生物力学刺激作用于细胞膜上受体的"桥梁"。针对血管基质微环境与血管稳态的研究在国际上尚处于起始阶段。细胞外基质硬化在血管硬化中起着重要作用。周菁团队发现，细胞外基质硬化可以抑制血管平滑肌细胞DNA甲基转移酶1（DNMT1）表达，促进血管平滑肌细胞表型转化，进而加速血管硬化，这提示：运用生物工程技术靶向抑制血管平滑肌细胞表型转化，可作为潜在治疗策略（Xie et al., 2018）。孔炜团队发现了数个维持血管稳态的基质蛋白，如COMP、nidogen-2，它们通过精细调控膜受体（如AT1受体）、Notch信号，防止动脉粥样硬化、血管钙化、主动脉瘤等病理过程（Fu et al., 2016; Mao et al., 2021）。

血管外膜成纤维细胞可分化为肌成纤维细胞，这在血管重构中发挥了重要作用。孔炜团队发现，去泛素化酶CYLD（cylindromatosis）可通过调控NADPH氧化酶4（Nox4）介导外膜成纤维细胞的转分化，从而参与血管重构（Yu et al., 2017）。张力团队发现，DKK3（Dickkopf-3）可将成纤维细胞分化为有功能的内皮细胞，这为血管重构中内皮修复提供了新思路（Chen et al., 2019b）。朱国庆团队发现，自发性高血压大鼠血管外膜成纤维细胞外泌体中血管紧张素转化酶含量较高且活性增加，能够促进平滑肌细胞的迁移（Tong et al., 2018）；成纤维细胞外囊泡通过转运miR55-5p和血管紧张素转化酶调控血管平滑肌细胞的增殖，在自发性高血压大鼠的血管重构中起重要作用（Ren et al., 2020）。

补体激活介导的先天免疫反应参与血压调节和靶器官损伤，但T细胞在其中发挥的作用尚不清楚。高平进团队发现，补体C3aR和C5aR通过调节 Treg（调节性 T 细胞）功能可预防血管紧张素 II 诱导的高血压和靶器官损伤。在 Treg 中特异性靶向 C3aR 和 C5aR，可能是一种治疗高血压的新方法（Chen et al.，2018c）。肺动脉高压是一种以进行性肺动脉重塑为特征的疾病，可危及生命，而免疫反应参与了肺动脉重塑的发生发展。余鹰团队发现，特发性肺动脉高压患者 Th2 细胞趋化性受体同源分子（CRTH2）显著表达，并通过激活信号转导和转录激活因子 6（STAT6）促进肺动脉平滑肌细胞的增殖。该研究提示，CRTH2 是肺动脉高压的潜在治疗靶点（Chen et al.，2018a）。张力团队通过遗传谱系示踪技术发现，内源性 c-kit+干/祖细胞极少分化为内皮或平滑肌细胞，而主要生成单核巨噬细胞和粒细胞。该研究发现，c-kit+干/祖细胞可减轻血管免疫炎症反应并改善血管损伤（Chen et al.，2018b）。

管周脂肪组织的炎症及纤维化在血管硬化中起着重要作用。沈伟利团队发现，SIRT3 抑制巨噬细胞糖酵解代谢及 NLRP3（核苷酸结合结构域富含亮氨酸重复序列和含热蛋白结构域受体 3）炎症小体激活，进而维持管周脂肪组织稳态。该研究提示，靶向巨噬细胞糖代谢可作为管周脂肪疾病的潜在治疗策略（Wei et al.，2021）。

3.2　血管重构的关键调控/致病分子的功能及作用机制

3.2.1　能量代谢异常、高糖、高同型半胱氨酸和衰老等危险因素促进血管稳态失衡及血管疾病发生发展的分子机制

能量代谢异常是心血管疾病发生发展的"土壤"。唐惠儒团队使用体液代谢组学技术，对长期高/低热量饮食的小鼠体液代谢组进行了系统分析，发现长期高热量饮食可引起脂肪酸代谢的紊乱、糖酵解和三羧酸循环的抑制、氧化应激的产生、糖异生的上调，以及肠道菌群的改变。而长期

低热量饮食可以预防上述代谢变化，为能量限制的保护作用提供基础生物化学信息（Wu et al.，2016）。支链氨基酸（BCAA）是一种必需营养素，是能量产生的原料，也是调节营养代谢的重要信号分子。刘俊岭团队发现，BCAA分解代谢是血小板活化的重要调节因子，与动脉血栓形成风险相关，靶向BCAA分解代谢途径或降低膳食BCAA摄入量可作为治疗代谢综合征相关性血栓形成的新策略（Xu et al.，2020b）。

肥胖在心血管疾病的发生发展中起着至关重要的作用。脂肪组织不仅是一个长期的能量储存器官，还是一个内分泌器官，通过分泌大量脂肪因子，在与肥胖相关的心血管疾病中发挥作用。孔炜团队发现了一种新型保护性脂肪因子——序列相似家族 19 成员 A5（FAM19A5），它通过 1-磷酸鞘氨醇受体 2（SIPR2）–G12/13–RhoA信号通路抑制损伤后新生内膜的形成。肥胖患者的FAM19A5 水平下调，可能引发心脏代谢疾病（Wang et al.，2018a）。刘道燕团队发现对肥胖糖尿病小鼠而言，长期高盐饮食导致过氧化物酶体增殖物激活受体δ（PPARδ）–脂联素–钠–葡萄糖共转运蛋白 2（SGLT2）轴功能障碍，使其容易发生水钠潴留和高血压（Zhao et al.，2016d）。*Nature Review Nephrology*以研究亮点形式做了专题介绍。张志仁团队发现，高盐饮食会激活血管内皮细胞钠离子通道，抑制内皮细胞介导的血管舒张过程，从而导致高血压。这阐明了高盐饮食诱导高血压的新机制（Wang et al.，2018c）。管又飞团队发现，前列腺素 E_2 受体 4（EP4）主要通过内皮细胞中的AMPK途径增强NO的产生，进而降低血压，而EP4 的缺失通过减弱一氧化氮合酶（eNOS）第 1177 位丝氨酸的磷酸化显著降低血管中NO含量。这表明内皮EP4 对血压的调节至关重要（Xu et al.，2020a）。他们还发现，在血管紧张素 II 诱导的主动脉夹层模型中，平滑肌细胞EP4 的缺失可加重血管炎症、升高血压，增加主动脉夹层的风险。这表明平滑肌细胞EP4 对维持血管稳态有着重要作用，EP4 可能是治疗主动脉夹层的一个潜在靶标（Xu et al.，2019）。

糖尿病所引起的血管并发症与血管重构、血管对缺血/缺氧刺激的反应性降低及内皮细胞的再生功能障碍等有关。谭毅团队发现,CXC趋化因子受体7(CXCR7)表达上调可增强内皮祖细胞对损伤的抵抗能力,从而提高糖尿病肢体缺血的治疗效果。该研究提供了修复糖尿病患者功能失调的内皮细胞以恢复血流的治疗思路(Dai et al.,2017)。姜长涛团队通过基因组与代谢组学分析阐明了二甲双胍通过芽孢杆菌–胆汁酸甘氨熊去氧胆酸–肠道法尼酯X受体(FXR)改善代谢障碍的机制,为治疗高血糖等代谢性疾病提供了新思路(Sun et al.,2018)。高血糖可引起多种血管病变。苗俊英团队发现lncRNA CA7-4促进高糖诱导的血管内皮细胞自噬和凋亡,揭示了受lncRNA调控的血管内皮细胞自噬和凋亡的新机制(Huang et al.,2015)。体育活动对健康有益,特别是对心脏代谢健康。黄聿团队发现在ob/ob小鼠和肥胖小鼠中,运动可诱导AMPK和PPARδ活化,有助于降低内质网氧化应激,从而增加内皮细胞和血管组织中NO的生物利用度,由此改善血管功能,这为治疗糖尿病血管病变提供了潜在的有效靶点(Cheang et al.,2017);该团队还发现调节自噬和溶酶体生物发生的主要转录因子EB(TFEB)可恢复自噬通量、增加eNOS二聚体和降低内皮细胞氧化应激,从而改善db/db小鼠主动脉内皮依赖性舒张功能。黄聿团队揭示了血清外泌体在调节糖尿病血管内皮功能和血管稳态方面的重要性(Zhang et al.,2018a)。校蕾和汪南平团队发现,植物来源的原花青素B2(PCB2)可通过激活PPARδ减轻人血管内皮中由高糖引起的内质网应激(Nie et al.,2020)。

传统观念认为,氨基酸只是蛋白质合成的组分和能量代谢的底物。然而近年来大量研究证实,单个氨基酸可以发挥递质、调质及激素样的生物学效应,是生物稳态调节的重要物质。高同型半胱氨酸血症是中国人特有的心血管危险因素,中国的高血压人群中75%的患者存在高同型半胱氨酸血症。季勇团队揭示了高同型半胱氨酸抑制线粒体复合物基因表达、导致线粒体功能障碍的机制，为全面认识高同型半胱氨酸在心血管系统中的作用提供了新的证据（Cueto et al.，2018）。陈丰原团队发现，高同型半胱氨酸通过激活细胞外调节蛋白激酶（ERK）–STAT1信号通路促进组织蛋白酶V表达，诱导血管炎症。这为高同型半胱氨酸血症诱导的血管疾病提供潜在治疗靶点（Leng et al.，2018）。孔炜和孙金鹏团队发现，高同型半胱氨酸可直接激活AT1受体信号并且调节AT1受体的构象，限制血管紧张素与AT1受体结合。这说明阻断AT1受体可能是减轻高同型半胱氨酸相关性血管损伤的一种可行策略（Li et al.，2018b）。王宪团队发现，血管的管周脂肪和（或）外周脂肪细胞可作为非专职抗原呈递细胞激活T细胞，不断加重血管炎症免疫反应，参与高同型半胱氨酸加速高脂饮食引起的动脉粥样硬化发生和发展（Lv et al.，2016；Zhang et al.，2016b）；利用代谢组学技术发现，高同型半胱氨酸引起免疫细胞代谢重编程（Deng et al.，2017）；还发现在高同型半胱氨酸诱导的腹主动脉瘤中，NSun2促进内皮细胞合成分泌自毒素，进而招募T细胞，加重腹主动脉瘤（Miao et al.，2021）；通过单细胞RNA测序发现，高同型半胱氨酸血症患者的血管外膜存在B细胞和T细胞的相互作用，从而加速动脉粥样硬化的进程，这补充了在免疫微环境下高同型半胱氨酸促进动脉粥样硬化发生的具体机制（Feng et al.，2016）；与王文恭团队合作从RNA甲基化的表观遗传学角度解析了高同型半胱氨酸血症促进脉粥样硬化血管内皮损伤的新机制（Luo et al.，2016）。这些研究推动了中国"H型高血压"一级预防的系列临床研究，为采用降压联合叶酸防治终点事件提供了理论依据。

衰老是多种心血管疾病的共同危险因素。王文恭团队还对NSun2催化的衰老相关基因的mRNA甲基化调控机制进行研究，对甲基化在衰老（特别是血管衰老）过程中的意义做了系统、深入的探讨。研究发现，NSun2介导的mRNA甲基化可以作为关键调控节点，在血管衰老及其相关病理过程（血管炎症、动脉粥样硬化等）中发挥极其重要的调节作用。这些发现有望为血管衰老及其相关疾病的诊疗提供新的关键靶点（Xing et al., 2015）。张冰和黄聿团队发现，LARP7通过增强SIRT1去乙酰化活性，延缓细胞衰老，阐明了ATM–LARP7–SIRT1–p53/p65轴在血管细胞衰老过程中的重要作用（Zhang et al., 2020a）。刘宝华团队发现，在早衰综合征小鼠模型中，SIRT7的异位表达可减轻内皮炎症，靶向SIRT7基因治疗能够改善新生血管生成、延缓衰老并延长寿命（Sun et al., 2020b）。

甲状腺功能改变可引发心血管疾病。张群业团队发现，对于促甲状腺激素（TSH）水平较高的群体，颈动脉斑块发生率和颈动脉内中膜厚度显著增加，TSH通过促进颈动脉斑块中巨噬细胞炎症反应直接引起动脉粥样硬化形成。该研究揭示了亚临床甲状腺功能减退增加心血管疾病发生风险的机制，TSH可用于预防和治疗心血管疾病及其他炎症性疾病（Yang et al., 2019）。

血管新生在胚胎发育及缺血性或炎症性血管疾病中发挥重要作用。余鹰团队发现，EP3可通过蛋白激酶A（PKA）依赖的Notch信号引起血管出芽，促进血管生成。该研究为缺血性血管疾病的治疗提供了新的潜在靶点（Chen et al., 2017a）。余路阳团队发现，在常氧条件下，碱性成纤维细胞生长因子受体1（FGFR1）发生小泛素样修饰后可经内皮血管生成信号转导来调节血管生成（Zhu et al., 2022）。

3.2.2　动脉粥样硬化与主动脉瘤发生、发展的靶点

动脉粥样硬化斑块易出现在动脉弯曲和分岔处，不同的血流剪切力可通过调节血管内皮细胞功能影响血管稳态。层流具有维持内皮功能稳态与抗动脉粥样硬化的作用；而湍流可以激活内皮，具有促动脉粥样硬化的作用。黄聿团队研究发现，Hippo通路在血管稳态维持中发挥重要作用；层流通过激活Hippo通路，抑制转录共激活因子YAP/TAZ的活性，从而维持

内皮稳态，发挥抗动脉粥样硬化作用。这提示 integrin–Gα13–RhoA–YAP 信号通路有希望成为一个对抗动脉粥样硬化的新药物靶点。该研究成果于 2016 年发表在 *Nature* 上，同期以亮点工作形式在新闻与观点专栏（News & Views）报道。该团队还发现了人冠状动脉血管钙化位置的特异性分布，揭示了血流模式与血管钙化之间的密切联系（Huang et al.，2021）；综述更新了内皮机械转导的最新进展及其在动脉粥样硬化发病中的作用，提出可通过靶向这些机械转导信号分子抗动脉粥样硬化的观点。周菁团队进一步发现，保护血管的层流和损伤血管的湍流可差异性地调控 miRNA 的分泌，不同流场剪切力对内皮细胞 miRNA 分泌的调控是通过对可溶性 N-乙基马来酰亚胺敏感因子附着蛋白受体（SNARE）复合物中囊泡相关膜蛋白 3（VAMP3）和突触体相关蛋白 23（SNAP23）的表达和转位调控来实现的；内皮细胞分泌的 miR-126-3p 可促进平滑肌细胞增殖和去分化表型转换，促进小鼠颈总动脉新生内膜增厚（Zhu et al.，2017）。朱力团队发现，血管信号素 7A（Sema7A）在湍流下可通过上调内皮细胞整合素信号通路促进动脉粥样硬化的发生与发展（Hu et al.，2018）。动脉粥样硬化好发于动脉分支及弯曲处，这与湍流引起的内皮细胞功能障碍有关。田小雨和黄聿团队发现，湍流可以促进内皮细胞表达纤连蛋白额外结构域 A（FN-EDA），激活内皮细胞 Toll 样受体 4（TLR4），进而引起内皮细胞炎症（Qu et al.，2020）。张玉珍团队发现，振荡剪切应力可下调内皮细胞 Krüppel 样因子 2（KLF2）表达，进一步下调叉头框转录因子 P1（FoxP1）的表达，激活内皮细胞炎症小体，促进动脉粥样硬化的发生，而辛伐他汀可通过增强内皮细胞 KLF2 和 FoxP1 的表达发挥抗动脉粥样硬化的作用（Zhuang et al.，2019b）。

王敏团队发现了几个血管发生、发育及重构的重要调节分子，包括 SUMO（小分子泛素相关修饰蛋白）特异性蛋白酶 1（SENP1）和调节内吞作用的脑海绵状血管畸形 3（CCM3），并且找到相关的抑制剂，为治疗心脑血管疾病提供了新的靶点（Jenny Zhou et al., 2016），*Nature Medicine* 同期专题述评高度评价该工作对于血管重构调控的意义。段胜仲团队系统研究了盐皮质激素受体的作用，发现巨噬细胞中盐皮质激素受体缺失可明显抑制血管内膜新生及动脉粥样硬化。T细胞中盐皮质激素受体通过γ干扰素调控血压（Shan et al., 2017; Sun et al., 2017）。郑乐民团队与汪道文团队合作，首次报道了琥珀酸可作为主动脉夹层诊断的新型生物标志物，并揭示巨噬细胞内的琥珀酸生成通路，为主动脉夹层的诊断和治疗带来了新线索（Cui et al., 2021）。周建团队发现，miR-27a可抑制内皮细胞凋亡，并且其与平滑肌细胞相互作用可调节主动脉夹层发生时的血管重构（Sun et al., 2019b）。闫道广团队研究发现，作为细胞内氧化固醇的受体，ORP4L介导的钙离子信号通路对维持巨噬细胞的生存至关重要。血管微环境中过量蓄积的氧化固醇/氧化低密度脂蛋白（Ox-LDL）结合ORP4L，可抑制ORP4L的正常功能，诱导巨噬细胞凋亡，这证实ORP4L是影响动脉粥样硬化发生发展的关键蛋白（Zhong et al., 2016）。韩梅团队发现酪蛋白激酶Ⅱ（CKⅡ）–SIRT1–SM22α环路可抑制由肿瘤坏死因子α（TNF-α）诱导的血管平滑肌细胞炎症（Shu et al., 2017）。林灼锋团队发现，*FGF21* 在小鼠动脉粥样硬化病变过程中显著上调，*FGF21* 基因缺失导致ApoE$^{-/-}$小鼠动脉粥样硬化斑块的发生率及早期死亡率显著增加，并伴有严重的高胆固醇血症及低脂联素血症（Lin et al., 2015）。余鹰团队研究发现，高胆固醇饮食会明显上调小鼠肝脏中EP3的表达。肝细胞敲除EP3的小鼠，全身的胆固醇水平及动脉粥样硬化斑块的面积明显升高。EP3可作为治疗高胆固醇血症和动脉粥样硬化的潜在靶点（Qiu et al., 2017）。田进伟团队发现，抑制lncRNA RAPIA可显著减缓动脉粥样硬化的发生与发展（Sun et al., 2020a）。内膜新生在支架植入术后再狭窄中起着重要作用。张力团队发现，RNA选择性剪接因子核不均一核糖核蛋白A1（hnRNPA1）可抑制血管平滑肌细胞的增殖和迁移，抑制颈总动脉导丝拉伤后的内膜新生，因此

hnRNPA1 可作为动脉粥样硬化的潜在治疗靶点（Zhang et al., 2017）。他们还发现，巨噬细胞来源的基质金属蛋白酶 8（MMP-8）促进血管损伤后外膜干/祖细胞向平滑肌细胞分化，加重内膜新生，因此 MMP-8 可作为血管内膜新生的潜在治疗靶点（Yang et al., 2020）。王敏团队通过分析临床数据找到了参与移植物动脉粥样硬化发生发展的潜在分子 SENP1，内皮 SENP1 介导的 SUMO 化修饰（SUMOylation）通过调节 GATA 结合蛋白 2（GATA2）和 NF-κB 的协同作用引起内皮功能障碍，为移植物动脉粥样硬化所致的器官移植失败的治疗提供了新思路（Shao et al., 2015）。张志仁团队发现，Ox-LDL 可激活血管内皮细胞钠离子通道，引起内皮细胞功能障碍（Liang et al., 2018）。干/祖细胞可参与血管修复和再生。张力团队利用单细胞测序和谱系示踪技术揭示 c-kit$^+$ 干/祖细胞参与动脉粥样硬化区域血管内皮修复过程（Deng et al., 2020）。下肢外周动脉疾病是下肢供血动脉发生的动脉粥样硬化性疾病。高鹏团队发现，白脂素可促进血管内皮间充质转化，加重糖尿病下肢外周动脉疾病，可作为下肢外周动脉疾病的独立风险因素和临床诊断指标（You et al., 2022）。脂肪组织功能障碍是与肥胖相关动脉粥样硬化的重要促进因素。姜长涛和王宪团队发现，脂肪组织 HIF-2α 通过促进脂肪组织神经酰胺代谢，对动脉粥样硬化起保护作用，可作为治疗动脉粥样硬化的潜在药物靶点（Zhang et al., 2019b）。钙化性主动脉瓣疾病（CAVD）与主动脉硬化和狭窄相关，发病率和死亡率高，目前尚无有效的治疗药物。曹丰团队发现，双特异性磷酸酶 26（DUSP26）在钙化主动脉瓣中显著上调。该上调是由人主动脉瓣间质细胞中的 N^6-甲基腺苷（m^{6}A）修饰介导的，且与 CAVD 进展有关。这揭示了 DUSP26 耗竭可作为 CAVD 的新治疗策略（Wang et al., 2021a）。曹丰团队还发现，褪黑素可通过 CircRIC3/miR-204-5p/DPP4（二肽基肽酶 4）信号通路改善主动脉瓣钙化，这可能是治疗 CAVD 的一种新的药物策略（Wang et al., 2020b）。动脉粥样硬化是糖尿病患者死亡和残疾的主要原因之一，但是

S-亚硝基化（SNO）对糖尿病动脉粥样硬化的影响不为人知。季勇团队发现，糖尿病合并动脉粥样硬化患者的冠脉中G蛋白α亚基2巯基亚硝基化（SNO-GNAI2）水平增加，SNO-GNAI2与CXC趋化因子受体5（CXCR5）发生耦合作用而脱磷酸化，从而激活促进内皮细胞炎症反应的Hippo–YAP信号通路。该研究提示，减少SNO-GNAI2是减轻糖尿病动脉粥样硬化的有效策略（Chao et al.，2021）。

主动脉瘤是异常凶险的心血管危重病，目前主动脉瘤的诊疗仍是国际难题。其发展过程是血管稳态失衡、重构的一个典型代表。孔炜团队利用正电子发射计算机断层显像（PET-CT）技术发现，血管微钙化参与腹主动脉瘤的发生发展，敲除钙化关键转录因子——Runt相关转录因子2（Runx2）能抑制腹主动脉瘤形成，因此靶向微钙化可作为腹主动脉瘤防治策略（Li et al.，2020b）。他们还发现XBP1u–叉头框转录因子O4（FoxO4）–心肌蛋白轴可参与血管平滑肌收缩表型的维持并防止主动脉瘤形成，揭示了动脉瘤发生的新分子机制（Zhao et al.，2017）。刘德培团队发现，能量限制通过调控SIRT1重塑机体系统性的能量利用与代谢状态，可成为预防腹主动脉瘤形成的有效手段（Liu et al.，2016c）；还首次发现了对氧磷酶基因簇（PC）对腹主动脉瘤的保护作用，PC可抑制主动脉炎症及细胞外基质的降解，进而抑制腹主动脉瘤形成（Yan et al.，2017b）。动脉血管外周脂肪组织（PVAT）通过产生脂肪因子和慢性炎症反应对血管疾病造成重要影响。高平进团队通过cDNA芯片分析在肥胖加血管紧张素Ⅱ诱导的动脉瘤小鼠PVAT中检测到高表达的血小板源性生长因子-D（PDGF-D）。阻断PDGF-D可减轻肥胖小鼠动脉瘤的形成（Zhang et al.，2018f）。在动脉瘤发生发展的关键网络及信号通路方面，王擎团队研究发现，AGGF1及其信号通路通过调控自噬，在血管重构和主动脉瘤发生发展中起关键作用（Lu et al.，2016a）。兰雨课题组发现，血管平滑肌细胞中Smad4通过抑制组织蛋白酶S（CTSS）和基质金属蛋白酶12

（MMP-12）的表达介导转化生长因子β（TGF-β）信号，抑制大血管主动脉瘤形成（Zhang et al.，2016c）。季勇团队发现，内皮细胞硝基化修饰可破坏内皮屏障，加快胸主动脉瘤的发生发展（Pan et al.，2020）。炎症在腹主动脉瘤的发生发展中扮演重要角色。程翔团队发现，免疫重要调节因子白细胞介素33（IL-33）可通过增强调节性T细胞数量，抑制平滑肌细胞炎症基因表达，促进巨噬细胞M2极化，减轻腹主动脉瘤的发生与发展（Li et al.，2019b）。孔炜团队发现，新型细胞因子序列相似家族3成员D（FAM3D）可通过促进中性粒细胞募集加重腹主动脉瘤的发生发展（He et al.，2018）。王婧团队发现，金属内切酶Mep1A（Meprin-α）可促进肥大细胞分泌TNF-α，进而加重腹主动脉瘤（Gao et al.，2020）。主动脉壁中T淋巴细胞和巨噬细胞的浸润对腹主动脉瘤的发生发展至关重要，但T淋巴细胞如何与巨噬细胞相互作用尚不清楚。冯娟团队研究发现，丙酮酸激酶2（PKM2）激活的T淋巴细胞所分泌的细胞外囊泡可以引起巨噬细胞的氧化还原失衡，从而促进腹主动脉瘤的发展。这提示靶向T淋巴细胞-巨噬细胞轴可能是潜在的治疗腹主动脉瘤的靶点（Dang et al.，2022）。误诊是导致急性主动脉夹层（AAD）患者高死亡率的重要因素之一。可溶性ST2（sST2）是与心血管损伤相关的生物标志物。杜杰团队研究发现，在急诊怀疑主动脉夹层的患者中，sST2的总体诊断性能优于D-二聚体或肌钙蛋白（Wang et al.，2018b）。此外，基于前期对胸主动脉瘤是一种高度遗传疾病的认识，李玉琳和杜杰团队通过全外显子组测序和病例对照方法描述了散发性家族分离型胸主动脉瘤的遗传图谱，并选择了转录终止位点（TES）作为有希望的一个候选标志基因（Li et al.，2021）。

3.2.3　血管稳态与重构相关的调控网络和关键节点

针对各种组学数据的生物信息学分析和整体调控网络的系统生物学研究是当前生命科学与医学研究的新趋势，对于从整体角度认识血管稳态与重构的机制非常重要。在本重大研究计划的支持下，研究人员结合生物信息学与系统生物学研究方法，从多个角度解析了参与血管稳态与重构的相关基因与网络。陈洛南团队利用系统生物学结合多种组学手段，寻找动脉粥样硬化发生发展过程中的调控网络和关键节点，建立了动脉血管稳态失衡导致粥样硬化的数学模型，开发了基于系统科学和动力系统理论等的动脉粥样硬化早期诊断方法。该研究整合生物医学大数据，提出"部分互信息"数据分析新概念，并将其成功用于血管稳态相关分子网络的高精度构建（Zeng et al.，2016）。针对小样本或单样本，发展了早期预测的动态网络标志物方法（DNB）和血管稳态临界理论，并在此基础上开发适用于单样本的处理手段和计算方法，从网络层次解析了脂质代谢紊乱和炎症导致血管疾病的机制。除此之外，该团队还开发了血管稳态单样本生物分子网络构建方法，尝试依据网络标志物进行个性化的致病机制分析（Liu et al.，2016b）。

张冰团队通过转录组学和生物信息学相结合的方法，对血管新生中的重要细胞因子——血管内皮生长因子（VEGF）信号通路和RNA 聚合酶Ⅱ（Pol Ⅱ）的转录停滞关系进行了深入研究，发现哺乳动物中约60%的表达基因有Pol Ⅱ转录停滞现象，Pol Ⅱ转录停滞是调控VEGF下游转录的重要机制。进一步的机制解析发现VEGF能增强E26转化特异性同源因子1（ETS1）和溴结构域蛋白4（Brd4）的结合，进而促进Pol Ⅱ转录停滞的释放和血管新生（Chen et al.，2017b）。该团队还首次绘制了VEGF下游的转录调控网络，证明了sMAF（small MAF转录因子）对血管新生的促进作用，揭示了VEGF能够以增强子远程控制的方式精确操控靶基因的转录（Wang et al.，2019b）。胸主动脉瘤和夹层是异常凶险的心血管疾病，氟喹诺酮类抗生素等临床药物可增加胸主动脉瘤和夹层的发病风险。孔炜团队通过蛋白质-蛋白质相互作用（PPI）网络预测，找到维持血管平滑肌细胞收缩表型的基质蛋白nidogen-2。Nidogen-2通过连接Jagged1-Notch3 信号通路阻止新生内膜的形成。这提示靶向 nidogen-2 可能为动脉粥样硬化和损伤后再狭窄提供新的治疗策略（Mao et al.，2021）。

李霞团队利用生物信息学分析方法，构建了恒河猴多组织中miRNA与ceRNA的相互调控数据库，以及与疾病相关的lncRNA的单核苷酸多态性数据库，为进一步解析lncRNA在血管稳态与重构过程中的作用提供了工具（Xu et al.，2016；Ning et al.，2017）。崔庆华团队也系统地对疾病相关的lncRNA进行了预测，构建了与疾病相关的lncRNADisease数据库，相关成果于2016年发表在 *Nucleic Acids Research*（Wang et al.，2016）。

扩张型心肌病引起的慢性心力衰竭是一种严重威胁生命的疾病。汪道文团队通过对照人群与扩张型心肌病人群的芯片检测发现了313个显著差异表达的lncRNA，其中敲低lncRNA RP11-544D21.2可导致人心脏微血管内皮细胞成管和迁移能力受损，这为扩张型心肌病的发病机制研究和治疗策略制定提供了新思路（Li et al.，2018a）。心脏病的发病率和死亡率高，因此亟须对人心脏进行更详细的评估。但这在很大程度上受到心肌组织细胞多样性和样本获取的限制。王利团队展示了21422个单细胞的转录组分析，包括心肌细胞和非心肌细胞。心房细胞和心室细胞的比较分析显示，室间和室内心肌细胞存在明显的异质性，而非心肌细胞可作为连接二者的通信枢纽。该研究为针对特定细胞类型进行靶向干预心脏病提供了依据（Wang et al.，2020a）。

3.3 血管疾病防治的新技术、新方法、新策略

3.3.1 基于生物力学、生物可降解材料及生物打印等技术的血管重构和修复的新方法

人工血管作为自体血管的替代品被广泛应用于临床治疗，但内径小于

6mm的人工血管仍面临高发血栓、血管再狭窄或堵塞等问题。为攻克这一问题，本重大研究计划从防止血栓形成、促进人工血管内皮化、小口径人工血管智能化和改善植入血管体内微环境几个方面，在理论上和材料改进方面对人工血管进行了探索，并取得积极进展。

血栓是小直径人工血管移植的最大风险之一。朱楚洪团队基于还原氧化石墨烯设计了带有酶活性的新型组织工程材料，在生理条件下可有效防止血栓形成（Huo et al.，2017）。王江林团队设计了管腔表面具有纳米片层的小直径移植血管，能够有效防止血栓形成并诱导新生血管生成，长期维持小血管通畅，这为利用生物物理手段干预组织再生提供了新思路（Bao et al.，2019）。此外，针对由慢性炎症所引起的小直径人工血管阻塞问题，朱楚洪团队研究发现，netrin-1可以有效抑制炎症细胞转化和浸润，改善内皮祖细胞功能，长期维持移植血管的通畅（Li et al.，2017b）。该团队合成了带有白藜芦醇细胞内药物递送系统的碳纳米管材料，它能够有效维持血管平滑肌收缩表型，抑制内膜增生（Ding et al.，2018）。利用间充质干细胞来源的外泌体可以改善人工血管移植后的功能这一特性，赵强团队设计了外泌体功能化的人工血管，并在大鼠模型上证实这种人工血管可显著抑制炎症细胞转化，抑制血栓和钙化，提高人工血管通畅度（Wei et al.，2019）；该团队还发现CXCR7作为DKK3受体，在体外和组织工程血管中介导DKK3诱导的血管祖细胞迁移，从而利于形成类似天然血管的移植物（Issa Bhaloo et al.，2018）。

人工血管内皮化是血管植入的根本问题。康裕建团队尝试以脂肪间充质干细胞为种子细胞，在培养及制备生物墨汁的过程中，始终维持干细胞未分化状态；研发了"生物砖"技术以制备生物墨汁，为脂肪间充质干细胞提供稳定的生长分化环境；将干细胞用3D生物打印方法制成人工血管。这种人工血管植入恒河猴体内后，机体损伤信号自主诱导脂肪间充质干细胞有序分化为内皮细胞和平滑肌细胞，并且与自体血管壁组织融合成一体。体外保持干细胞干性、体内通过机体微环境自主诱导干细胞有序分化的理念与3D生物打印技术的结合，初步实现了小口径人工血管内皮化。王江林团队设计了一种具有定向纳米结构和共价固定抗凝分子的特殊仿生内膜。这种仿生内膜可促进新生血管的快速内皮化，维持人工血管的长期通畅，具有良好的临床应用前景（Zha et al., 2020）。王江林团队还发现富有VEGF的外泌体可以同时促进成骨和血管重构，并阐明了功能外泌体在细胞组织工程中的应用潜力（Zha et al., 2021）。

人工血管智能化是组织工程血管制备和仿生的关键。赵强团队通过仿生天然细胞外基质构建功能型人工血管，以促进组织再生重构；通过分子设计合成糖基保护的氮烯醇类NO供体化合物，实现NO的"可控""按需"释放；将该类NO供体化合物与生物材料的优势相结合，构建了具有可控释放NO的壳聚糖材料（CS-NO）；利用CS-NO材料培养间充质干细胞，通过可控释放NO为干细胞提供了一个良好的仿生微环境，从而提高其促血管生成的能力（Du et al., 2017）。朱楚洪团队通过神经轴突再生促使组织工程血管在体内重构。神经通过轴突可以释放腺苷。腺苷可以调控血管稳态平衡，但很容易降解失活。针对这一问题，团队设计了小干扰RNA（siRNA）-适配子嵌合体，成功构建了内源性细胞生物反应器。该内源性细胞生物反应器通过持续产生内源腺苷，有效捕获内皮祖细胞，提高内皮祖细胞自噬水平和改善能量代谢，从而在高血糖时保护细胞和促进组织工程血管内皮化。这为高血糖病理条件下，实现血管稳态与重构提供了新的技术方法（Chen et al., 2015b）。同时，他们还筛选了一些小分子药物，包括丁酸钠、AICAR等。这些小分子药物对血管平滑肌的生物学功能产生影响并对血管的生成具有重要的作用。这有助于解决疾病条件下，尤其是糖尿病时血管稳态及重构的难题（Chen et al., 2015a; Cheng et al., 2016）。陈绍良团队开展了中国最大的前瞻性、多中心、随机对照血管内超声（IVUS）临床研究，共纳入了1448例患者（随机分为IVUS指导组和单纯造影指导组），研究结果表明：与血管造影引导相比，IVUS 引导的药物洗脱支架（DES）植入显著改善了患者的临床结局（Zhang et al.，2018c）。

3.3.2　血管损伤与修复研究的新方法、新技术与新模型

血管损伤的防治对减少心血管事件具有重要作用，本重大研究计划研发了一批用于血管损伤与修复研究的新方法、新技术与新模型。

凝血酶激活的早期检测有助于血栓性血管疾病的精准治疗。曹丰团队构建了一种新型的凝血酶响应性纳米探针，通过三维光学/计算机断层扫描混合成像可以动态观察体内血栓形成，为血管疾病的治疗提供智能化影像学依据（Wang et al.，2021b）。近年来，基因编辑技术的成熟为体内靶向治疗带来了希望，然而通过 Cas9 靶向血管基因治疗仍不成熟。李玉琳和杜杰团队通过短固醇端接的乙醇胺端接的聚甲基丙烯酸缩水甘油酯（CHO-PGEA）/Cas9-sgFBN1 靶向血管原纤维蛋白 1（FBN1），实现了血管靶向基因编辑，为遗传病基因治疗带来了新的希望（Zhang et al.，2019a）；基于胸主动脉夹层早期事件——Ⅳ型胶原蛋白暴露，还构建了靶向Ⅳ型胶原蛋白的磁共振/荧光双探针（一种非侵入性诊断方法），为早期诊断胸主动脉夹层提供了新思路（Xu et al.，2018）。朱海波团队针对调控动脉粥样硬化斑块微环境的巨噬细胞核心分子靶标构建了能够特异性反映斑块稳定性的分子探针，开发了活体动态观察斑块发生发展的分子影像检测技术，对具有我国自主知识产权的靶向血管稳态的小分子新药候选化合物 IMM-H007 进行了"活体无创、动态实时、定量可视"的体内精确靶向研究，从活体动态定量的角度诠释了新型 AMPK 激动剂对血管稳态保护作用的分子机制（Wang et al.，2019a）。此项技术可应用于血管稳态分子病理微环境监测及靶向治疗药物体内临床前评价。

邢达团队研究表明，光声黏弹成像（PAVEI）可以区分早期病变中的不同斑块形态，为动脉粥样硬化斑块的早期检测提供有价值的黏弹性信

息。他们还提出了一种基于时间分辨的光声检测方法以表征生物组织黏弹性，成功显示小鼠动脉粥样硬化斑块的力学特征（Zhao et al.，2016b）。光学分辨率光声显微镜（OR-PAM）能够无创地提供体内高分辨率形态和功能信息，且不需要外源性对比剂。然而，高激发激光剂量、有限的成像速度和不完美的图像质量阻碍了OR-PAM的临床应用。刘成波团队提出了一种多任务残差密集网络（MT-RDN）的深度学习方法，首次获得了超低激光剂量下的优异图像，这项新技术可以满足和实现OR-PAM的临床应用（Zhao et al.，2021）；还成功定量分析了眼前段血管系统的形态和功能信息，提出一种新的方法来实现高质量的眼前段成像（Opto-Electron Adv 2021）。

王素华团队建立了针对二氧化硫、羟基自由基、次氯酸等物质的高选择高灵敏的可逆光谱分析体系，实现了几种活性物质的荧光分析检测，在此基础上获得了血管细胞内几种活性氧分子与生物大分子相互作用的光声光谱信号（Zhang et al.，2016d）。这些新型的光谱分析技术为研究活性氧分子在血管稳态与重构过程中的作用提供了初步的工具。NO生成在体内受到精准调控。尽管已知NO在体内发挥多重作用，但由于缺乏有效且特定的气体递送方式，NO依赖的治疗手段受限。赵强团队通过构建新型NO递送系统——半乳糖苷酶–半乳糖基–NONOate，实现NO在体内的精准递送，有望为缺血性心肌病和急性肾损伤等疾病带来新的治疗方式（Hou et al.，2019）。另外，刘剑森团队在可逆封合的多元剪切力微流控芯片基础上，构建了一种动态检测血管内皮细胞迁移的新芯片模型，以模拟体内内皮细胞有剪切力的微环境。基于细胞电阻抗跟踪技术，可实现对内皮细胞增殖和迁移情况的实时观察。

血管损伤后平滑肌细胞的快速再生对于维持血管功能至关重要。周斌团队利用谱系示踪及单细胞测序技术发现，Sca1[+]血管干细胞在血管损伤后大量分化为平滑肌细胞，促进血管修复。因此，靶向Sca1[+]血管干细胞可作为血管疾病的潜在治疗策略（Tang et al.，2020）。

以G蛋白偶联受体为靶点开发的药物在心血管疾病、骨质疏松症、高眼压症及神经退行性疾病等的治疗中具有较好的应用前景。孙金鹏团队利用冷冻电镜在解析Mas相关G蛋白偶联受体X2（MRGPRX2）、黏附类G蛋白偶联受体G3（ADGRG3/GPR97）及前列腺素E_2受体2（EP2）等结构方面取得了突破性成果（He et al.，2021；Ping et al.，2021；Qu et al.，2021；Yang et al.，2021）。此外，G蛋白偶联受体信号的偏向性激活在血管稳态中发挥着关键作用。孔炜和孙金鹏团队首次发现COMP是内源性AT1受体的偏向性拮抗剂，COMP通过选择性抑制AT1–β-抑制蛋白2（β-arrestin-2）信号影响腹主动脉瘤的发生发展。该研究提示，对AT1受体内源性拮抗剂及其他G蛋白偶联受体的探索可为心血管疾病的治疗提供新思路（Fu et al.，2021）。

雌激素诱导型Cre-loxP系统（CreER）对于活体研究器官发育、组织再生及疾病进展等具有广泛的应用价值，但其基因敲除的效率低。周斌团队设计自切割CreER技术（sCreER），显著提高活体基因敲除或过表达的效率（Tian et al.，2020），并利用Dre-rox系统改进Cre-loxP系统不够精确的缺陷，设计出一种更加精准的活体基因操作技术（He et al.，2017c）。该团队还针对已报道的Kit-Cre敲入驱动因子均不能预测心脏干细胞（CSCs）命运这一难题，构建了2个新的Kit-Cre驱动程序以高效地标记所有Kit^+细胞，而不移除内源性Kit基因。新的命运图谱数据显示，Kit^+CSC在心脏稳态或损伤后不促进心肌细胞新生。该技术解决了Kit-Cre谱系示踪问题，为成人心脏心肌更新和修复缺乏内源性Kit^+CSC这一观点提供了令人信服的遗传学证据（Li et al.，2018c）。此外，还利用了2个重组系统（即Dre-rox和Cre-loxP）来控制Cre重组酶的表达，从而实现器官特异性过表达或敲除。这项技术具有广泛的适用性，可特异性靶向不同器官，可方便人们更好地了解基因在不同器官中的功能（Li et al.，2019c）。

载脂蛋白C3（ApoC3）是一种主要由肝脏合成的分泌性糖蛋白，参与由脂蛋白脂肪酶介导的甘油三酯水解过程。越来越多证据表明，ApoC3 与心血管疾病的发病率呈正相关，但在敲除小鼠中并没有观察到 ApoC3 缺失对动脉粥样硬化的保护作用。刘国庆团队利用 CRISPR/Cas9 系统构建了 *ApoC3* 基因敲除仓鼠，发现敲除 *ApoC3* 可减轻仓鼠动脉粥样硬化病变。周斌团队通过腺相关病毒递送的 CRISPR/Cas9 系统进行体内体细胞基因编辑，进而治疗由 *Ldlr* 突变引起的高胆固醇血症小鼠，为基因编辑治疗家族性高胆固醇血症提供了理论基础（Zhao et al.，2020）。

在基于组学数据的血管疾病发生发展预测方面，崔庆华团队提出了基于微生物数据的疾病相似度计算算法、基于转录组的组合药物筛选方法，并开发出性别差异药物筛选方法、lncRNA 功能位点识别算法和基于 lncRNA 功能位点的药物筛选算法等拥有自主知识产权的软件和工具，为基于大数据的心血管药物筛选，新基因、miRNA 的识别提供了方法和技术（Wang et al.，2016b）。

3.3.3　重大血管疾病临床防治新策略

改变生活方式、药物治疗及介入干预是目前重大血管疾病防治的三大策略。在此基础上本重大研究计划进行了创新性的探索，在多个层面提出了有临床应用前景的新策略。

（1）血管疾病靶向性新候选药物的筛选

孔炜团队与崔庆华团队合作，筛选出潜在的腹主动脉瘤预防和治疗药物——柚皮素。马鑫团队发现，瞬时受体电位 V4（TRPV4）可调节高血压小鼠胸主动脉的内皮依赖性收缩，高血压状态下内皮细胞离子通道 TRPV4–小电导钙激活钾通道 3（SKCa3）空间耦联、功能耦联减弱，而化学小分子 JNc-440 能增加 TRPV4–SKCa3 相互作用，进而有效降低高血压动物模型的血压（He et al.，2017a；Zhang et al.，2018e）。基于上皮钠离子通道在调控钠离子稳态及盐敏感性高血压中的重要作用，张志仁团队发现洛伐他汀可以逆转肾小管特异性敲除ATP结合盒转运蛋白A1（ABCA1）所引起的上皮钠离子通道激活及高血压（Wu et al.，2019）。陆林团队发现，嗜铬粒蛋白A（CgA）被蛋白酶或纤溶酶降解的产物vasostatin-2（人CgA1-113）在人体动脉粥样硬化组织和血清中的水平快速下降，重组vasostatin-2腹腔注射能显著降低ApoE$^{-/-}$小鼠的动脉粥样硬化发生率，抑制炎症反应（Xiong et al.，2017）。董德利团队发现，氯硝柳胺通过抑制STAT3信号通路抑制血管平滑肌细胞增殖及迁移，减缓大鼠颈动脉球囊拉伤后的内膜新生。该研究提示，氯硝柳胺"老药新用"可用于临床治疗血管内膜新生（Xiao et al.，2018）。沈玲红团队发现，维甲酸X受体α（RXRα）调节剂K-80003可抑制巨噬细胞NF-κB炎症信号通路，进而延缓动脉粥样硬化斑块进展（Shen et al.，2019）。A型急性主动脉夹层患者出院后会面临死亡率增加的风险，但目前对其预后和与存活率相关的生物标志物知之甚少。李玉琳和杜杰团队通过蛋白质组筛选和生物信息学分析确定了9种候选蛋白，其中骨保护蛋白（OPG）/肿瘤坏死因子相关凋亡诱导配体（TRAID）是A型急性主动脉夹层强有力的死亡率预测指标（Lu et al.，2021）。

冠心病严重威胁人类生命健康，而代谢紊乱可参与冠心病的发生发展，因此新代谢物的发现有助于冠心病的早期诊断、预后预测和个性化治疗。齐炼文团队收集了来自4个独立中心的2324例冠状动脉造影患者的血浆，通过非靶向代谢组学筛选发现，在急性心肌梗死患者血液中*N*-乙酰神经氨酸（Neu5Ac）水平明显偏高，靶向神经氨酸酶1可能是一种治疗冠心病的干预措施（Zhang et al.，2018d）。

房颤是临床上常见的心律失常，对各个国家的医疗保健系统造成巨大负担。王继光团队发现，强化的抗高血压治疗可能对预防和管理房颤非常有用，因此应将其作为高血压和房颤患者风险管理的主要措施，特别是对于限制使用抗凝剂的患者而言（Sheng et al., 2020）。通过多中心研究中国社区老年人的房颤情况，该团队发现，疾病教育并不能缩小房颤的检测率与治疗率之间的差距，而相对于更加频繁的房颤筛查，更重要的是在房颤患者中推广口服抗凝剂治疗，以预防房颤相关心肌梗死的发生（Chen et al., 2020）。

（2）控制高血压及相关代谢异常的新方法

肝脏胆固醇代谢失调是心血管疾病的危险因素。余鹰团队发现，促炎介质前列腺素E_2（PGE2）可通过激活EP3改善肝脏胆固醇代谢，为治疗血脂异常和动脉粥样硬化提供了一种新的治疗策略（Yan et al., 2017a）。刘道燕团队应用胃旁路手术（RYGB）降低自发性高血压大鼠的血压，并证实其机制与拮抗交感激活有关，从而提出胃肠道也是高血压的靶器官，胃肠道干预是控制高血压的新靶标（Zhang et al., 2014）。该团队还发现膳食薄荷可激活冷敏感的瞬时受体电位M8（TRPM8）来对抗血管的收缩反应（Sun et al., 2014），长期服用小剂量的牛磺酸可防止高血压前期受试者的血压升高并改善其心血管功能（Sun et al., 2016）。刘德培团队对能量限制保护血管稳态的表观遗传机制进行了研究。研究发现，能量限制显著改善小鼠代谢状态，增加血管平滑肌中SIRT1的表达，且显著降低腹主动脉瘤的发生率。这提示能量限制可成为预防腹主动脉瘤形成的有效手段（Liu et al., 2016c）。血管生成素样蛋白8（ANGPTL8）是一种在肝脏和脂肪组织中产生的激素，参与脂质代谢调节。秦彦文团队发现，与非糖尿病对照组相比，冠心病患者的循环ANGPTL8水平显著偏高。循环ANGPTL8水平是冠心病独立危险因素，提示ANGPTL8可作为冠心病监测和治疗的潜在靶点（Jiao et al., 2018）。未破裂颅内动脉瘤（UIA）是一种威胁生命的脑血管疾病，肠道微生物的组成变化是否影响UIA的发生发展仍然未知。

陈敬洲团队发现，UIA 相关的肠道微生物类别与循环牛磺酸水平存在联系。其中，*Hungatella hathewayi* 可改善血清牛磺酸水平，阻断小鼠颅内动脉瘤的形成和发展。外源补充牛磺酸也可逆转颅内动脉瘤的进展（Li et al.，2020a）。

（3）自主设计合成高血压疫苗

廖玉华团队研发了具有我国自主知识产权的AT1 受体降压疫苗，并对血管重构的调控机制进行了系列研究。ATRQβ-001 疫苗对高血压、动脉瘤及动脉粥样硬化均具有治疗作用，是新型的肾素–血管紧张素系统双轴调节剂，作用机制不同于目前临床常用的降压药——血管紧张素 Ⅱ 受体拮抗剂（Zhou et al.，2016）。利用生物纳米颗粒（BNP）的特性设计的抗高血压疫苗ATR-NP 与细胞膜上脂筏具有亲和性与靶向性。针对AT1 受体和Cav1.2 通道设计的疫苗 HBcAg-CE12-CQ10 可显著降低高血压动物模型的血压（Wu et al.，2020）。此外，考虑到目前市场上 α1-肾上腺素能受体（α1-AR）阻滞剂具有亚型受体选择性低、半衰期短和在心血管终点事件中的作用不确定等缺点，团队还设计了针对 α1D-肾上腺素能受体（α1D-AR）的疫苗 ADRQβ-004，其能有效预防高血压动物模型的血管重构、心脏肥大和纤维化及肾脏损伤，并且具有良好的靶向性（Li et al.，2019a）。

第4章 展 望

目前，我国重大血管疾病死亡率仍高居首位，且"发病率第一""致残率第一"，对我国人民健康构成了重大威胁。《中国心血管健康与疾病报告2021》的最新数据显示，2019年我国农村与城镇心血管疾病分别占死因的46.7%和44.2%，该占比超过了排名第二的肿瘤和第三的呼吸疾病的占比之和，且其发病率、死亡率仍在持续上升，未达"拐点"。心血管疾病成为了阻碍社会经济发展和影响人民健康的重要因素。在"四个面向"的主战场，我们尚未有能力全方位、全生命周期地保障人民健康，仍然面临满足人民日益增长的健康需求的巨大挑战，实现"健康中国"伟大战略目标依然任重道远。

4.1 研究不足点

（1）源头机制研究仍然不足，缺少重大的理论突破

在本重大研究计划的实施和资助下，个别研究项目取得了具有国际影响的重大成果。但是基础研究成果主要集中于对个别机制的进一步深入认识及对现有理论的补充和完善，未能就该领域的核心基础问题取得颠覆性的重大成果，从0到1的开拓性理论和体系屈指可数，在学科发展的引领

性方面尚有不足。从研究成果的总体发表水平和被引次数来看，国际认可度还有待提高。究其原因，是缺少充分支持自由探索和集中攻关的区别管理机制和平台。对自由探索的支持力度和包容度不够，过多地追求短平快。因此，应在提倡科学家自由探索的同时，重视对关键基础科学问题的梳理，明确领域重大的科学问题，从而针对性地搭建研究团队，利用优势互补集中攻关，实现重大突破。"胸主动脉瘤/夹层发生发展机制和干预策略研究"专项项目就是一个范例。胸主动脉瘤/夹层发生隐匿、死亡率高，是最危重的心血管疾病之一，给人类健康和社会发展造成严重危害，但对该疾病目前仍缺乏有效的预警体系。在本重大研究计划的实施过程中，专家组倾斜性资助和集成了该方向的基础和临床研究，取得了一些重要研究成果和突破性进展。该专项项目基于胸主动脉瘤/夹层研究现状，结合我国生物样本资源库的建立和病因学方面的研究基础，通过资助使相关基础研究与临床研究深度交叉合作，从而为胸主动脉瘤/夹层的病情评估和有效防治提供科学依据。

（2）基础研究与临床研究的结合深度不够，研究成果转化效率低

多数基础研究基于前期的研究发现或者科学家自身兴趣的自由探索，与疾病的关系和临床意义联系不够紧密，或者研究成果未能和转化研究团队及时对接，弱化了成果的转化价值。同时，缺乏以国家需求为导向，研究方向集中，学科交叉、优势互补的"全链条"研究支持计划，缺乏整合多学科交叉融合的研究平台与机制。下面以心血管疾病治疗性疫苗面临的挑战和机遇为例。心血管疾病多为慢性复杂性疾病，而目前心血管疾病防治存在知晓率、治疗率和控制率低的问题。为寻找更优化的防治手段，治疗性疫苗被视为心血管疾病的理想治疗手段。与传统化学药物相比，治疗性疫苗具有特异性强、作用时间持久等优势；与单抗药物相比，疫苗具有给药剂量小、制备成本低、无抗抗体产生等优势。疫苗给药间隔期长，能

够显著提高患者治疗依从性和人群心血管疾病控制率。因此，治疗性疫苗对于广大心血管疾病患者来说是极具优势的治疗选择。新靶点、新剂型及新构建方案的不断涌现，启发着疫苗研发人员。正处于临床研究阶段的 前蛋白转化酶枯草溶菌素9（PCSK9）治疗性疫苗的临床前研究结果显示，该疫苗具有抑制动脉粥样硬化的作用。但是我们应冷静地看到，迄今尚无成功通过临床试验并上市的治疗心血管疾病的疫苗。其原因涉及多个方面：治疗靶点选择欠佳，免疫反应与安全性问题，实验动物和人体存在差异等。在临床试验中，数个在实验动物中疗效明确的疫苗免疫效应不佳，提示人体与实验动物的免疫机制存在差异。目前，国内缺乏治疗性疫苗的创新性整合研发平台，需多家研究机构和企业紧密合作才能完成该类疫苗的中试制备、安全性评价及药理药效研究。为加快基础研究的成果转化，完善"全链条"研究和整合平台的建设是未来的战略需求。

（3）有待加强针对国人特点的研究力度和具有自主知识产权的新药研发力度

近年来，欧美国家由于预防和治疗手段的改进，以及大量科研经费的投入，心血管疾病发病率已经出现"拐点"，处于下降趋势。而我国现有研究体系缺少对重大血管疾病源头机制和转化应用的研究，缺乏针对国人特有的心血管危险因素和发病机制的探索。临床上，相关医疗器械和诊疗指南主要来自国外，同时缺乏有自主知识产权的创新药。一方面，面临"卡脖子"的危险；另一方面，"水土不服"，相关防治措施和药物不适应国人疾病特点。所以，应加强血管疾病的基础研究和应用研究。

在战略上，需要支持集中攻关与自由探索并举。对于面向世界科技前沿的基础理论研究，在加大资金资助的同时，更多地包容和支持自由探索。面向经济主战场和国家重大需求，面对血管相关疾病的高发病率、高死亡率的现状，组织集中攻关的重大研究计划，加强顶层设计，予以更长期和更大资金力度支持，协调预防-基础-临床-转化研究发展，以期血管相关疾病发病率、死亡率"拐点"早日出现。

4.2　未来研究方向

目前，针对血管相关疾病的治疗或干预手段仍存在很多问题，亟须发现更符合国人特点的新危险因素，探索开发更为有效的干预靶点和药物，制定更为有效的防治策略。

因此，需求背后的核心问题包括：①如何从我国国民特有的重大血管疾病危险因素（遗传和环境等）出发，聚焦血管稳态与重构，探索新发病机制、新药物靶点，突破现有认知，以实现血管相关疾病的早期预防、早期预警、早期诊断和早期治疗与康复，挽救重大血管疾病患者的生命并减轻疾病治疗带来的沉重社会负担；②如何整合多学科交叉研究，建立与我国创新型国家目标相契合的、具有自主知识产权的血管疾病诊疗方法和诊治体系，改变过度依赖国外血管疾病诊疗产品的现状，从而推动"健康中国"战略的实现。

血管疾病研究需要多学科、"全链条"的布局，应从研究基地建设和攻关研究项目组织两方面入手，同时鼓励科学家自由探索。建议从以下几方面深入研究。

（1）面向世界科技前沿，阐明维持血管稳态的生理机制

揭示调控血管稳态的"感受器"和"效应器"，阐明血管感受外界物理、化学、生物等因素后的细胞内信号转导机制，从而为"维持血管稳态"提供原创性新理论。血管微环境及细胞外基质的产生和降解对血管稳态与重构有重要作用。细胞外基质是血管中占比最大的组成成分，但针对血管基质微环境的研究在国际上尚处于起始阶段。基质组成及其生物学功

能有待明确；其蛋白质相互作用及网络调控体系尚未建立；其合成和降解的关键物质在生理与病理状态下的变化规律和作用机制尚未阐明；其与人类重大心血管疾病不同发展阶段的关系和意义尚未明确。从基质生物学角度出发，从调控稳态的内源性血管活性物质着手，通过基质高通量蛋白质组学和降解组学分析，结合生物信息学手段，从基质蛋白网络中筛选能够促进血管稳态的基质分子或其结合蛋白，围绕其功能、蛋白质相互作用、信号传导和调控机制开展系列研究，有望取得较大突破。此外，对于大血管（如主动脉和肺动脉）的发育调控及稳态维持机制，主动脉瓣狭窄和关闭不全的发生发展机制及治疗策略，亦需要开展深入的研究工作。

（2）揭示破坏血管稳态、诱发血管疾病的新危险因素

目前有关血管疾病危险因素的研究，以及相应的预防指南，多是针对欧美人群。而影响我国居民血管疾病的外在因素（环境、饮食、生活习惯等）及内在因素（遗传和病理生理等），与欧美人群都具有较大差异，这也是目前我国心血管疾病防治现状较为落后的重要原因。因此，急需针对我国国民的心血管疾病危险因素及其预防策略展开研究。

（3）探索新发病机制、药物新靶点

在疾病发病机制研究方面，需要开阔视野，探索新发病机制、药物新靶点。例如，免疫炎症反应在血管稳态失衡及动脉粥样硬化等血管重构性疾病的发生发展中起着重要的作用。在动脉粥样硬化的发生发展过程中，血管微环境的变化、局部免疫炎症细胞之间的复杂作用及其调控网络和干预靶点有待进一步阐明。

（4）深入研究调控网络和关键节点

面对血管相关疾病防、诊、治的重大需求，基于血管的重要性（血管

是全身脏器结构和功能稳态的基础），进一步深入研究血管与心、脑、肾、肺、肝、眼等重要脏器从稳态失衡向病理性重构发展的调控网络和关键节点，揭示不同脏器血管的异质性，确定血管相关重大疾病的核心靶标、病理生理机制和关键节点等，从而为如何防治血管相关疾病提供原创性新理论。

（5）建立血管疾病防治新模式

采用多学科交叉融合手段，开发早期检测和防治血管相关疾病的新技术、新药物及新设备等，突破血管疾病医药器械"卡脖子"现状，为血管相关疾病的预防诊治提供新方法和新策略，建立符合国情的血管疾病防治新模式。近年来，单细胞测序技术、多组学技术、人工智能及大数据分析在疾病诊断中的应用，以及非人灵长类复杂疾病模型、贴近临床疾病特征的血管类器官模型、含血管系统的人工器官、多器官交互模型等系统性、整体性评价体系的推出，有望进一步促进该领域的发展。

（6）创建全方位防治体系

"预防–诊断–治疗–康复"全方位防治体系，是重大疾病临床防治研究的未来发展方向。应充分利用我国的人群及病例资源，组织国际级的大型人群和临床流行病学研究，提出符合我国国情的疾病预防策略和诊治指南。

总之，仍然需要加大力度深入解析血管病变发生、发展和转归机制；发现其危险因素、生物标志物和关键靶点，实现早期预警、诊断与干预。这将有助于血管相关疾病的防治，降低发病率与死亡率，提升我国血管医学"面向世界科技前沿、面向经济主战场、面向国家重大需求"和"面向人民生命健康"的能力及学科交叉融合能力，对于全面推进"健康中国"建设具有重大意义。

参考文献

Bao WW, Xie L, Zeng XH, Kang H, Wen SQ, Cui B, Li WT, Qian YS, Wu J, Li T, Deng KY, Xin HB, Wang XL. 2019. A cocktail-inspired male birth control strategy with physical/chemical dual contraceptive effects and remote self-cleared properties. ACS Nano, 13(2): 1003-1011.

Ben JJ, Jiang B, Wang DD, Liu QL, Zhang YJ, Qi Y, Tong X, Chen LL, Liu XZ, Zhang Y, Zhu XD, Li XY, Zhang HW, Bai H, Yang Q, Ma JQ, Wiemer EAC, Xu Y, Chen Q. 2019. Major vault protein suppresses obesity and atherosclerosis through inhibiting IKK-NF-κB signaling mediated inflammation. Nat Commun, 10(1): 1801.

Chang JR, Guo J, Wang Y, Hou YL, Lu WW, Zhang JS, Yu YR, Xu MJ, Liu XY, Wang XJ, Guan YF, Zhu Y, Du J, Tang CS, Qi YF. 2016. Intermedin 1-53 attenuates vascular calcification in rats with chronic kidney disease by upregulation of α-Klotho. Kidney Int, 89(3): 586-600.

Chao ML, Luo SS, Zhang C, Zhou XC, Zhou M, Wang JY, Kong CY, Chen JY, Lin Z, Tang X, Sun S, Tang XL, Chen HS, Wang H, Wang DJ, Sun JP, Han Y, Xie LP, Ji Y. 2021. S-nitrosylation-mediated coupling of G-protein α-2 with CXCR5 induces Hippo/YAP-dependent diabetes-accelerated atherosclerosis. Nat Commun, 12(1): 4452.

Cheang WS, Wong WT, Zhao L, Xu J, Wang L, Lau CW, Chen ZY, Ma RCW, Xu AM, Wang NP, Tian XY, Huang Y. 2017. PPARδ is required for exercise to attenuate endoplasmic reticulum stress and endothelial dysfunction in diabetic mice. Diabetes, 66(2): 519-528.

Chen D, Tang J, Wan QY, Zhang J, Wang K, Shen Y, Yu Y. 2017a. E-Prostanoid 3 receptor mediates sprouting angiogenesis through suppression of the protein kinase A/β-catenin/Notch pathway. Arterioscler Thromb Vasc Biol, 37(5): 856-866.

Chen GL, Zuo SK, Tang J, Zuo CJ, Jia DL, Liu Q, Liu GZ, Zhu Q, Wang YY, Zhang J, Shen

YJ, Chen DR, Yuan P, Qin ZQ, Ruan CC, Ye J, Wang XJ, Zhou YP, Gao PJ, Zhang P, Liu JM, Jing ZC, Lu AK, Yu Y. 2018a. Inhibition of CRTH2-mediated Th2 activation attenuates pulmonary hypertension in mice. J Exp Med, 215(8): 2175-2195.

Chen JH, Fu Y, Day DS, Sun Y, Wang SY, Liang XD, Gu F, Zhang F, Stevens SM, Zhou PZ, Li K, Zhang Y, Lin RZ, Smith LEH, Zhang J, Sun K, Melero-Martin JM, Han ZG, Park PJ, Zhang B, Pu WT. 2017b. VEGF amplifies transcription through ETS1 acetylation to enable angiogenesis. Nat Commun, 8: 383.

Chen JY, He JB, Ni R, Yang QF, Zhang YG, Luo LF. 2019a. Cerebrovascular injuries induce lymphatic invasion into brain parenchyma to guide vascular regeneration in zebrafish. Dev Cell, 49(5): 697-710.

Chen QS, Yang M, Wu H, Zhou JJ, Wang WN, Zhang HK, Zhao L, Zhu JH, Zhou B, Xu QB, Zhang L. 2018b. Genetic lineage tracing analysis of c-kit$^+$ stem/progenitor cells revealed a contribution to vascular injury-induced neointimal lesions. J Mol Cell Cardiol, 121: 277-286.

Chen T, Karamariti E, Hong XC, Deng JC, Wu YT, Gu WD, Simpson R, Wong MM, Yu BQ, Hu YH, Qu AJ, Xu QB, Zhang L. 2019b. DKK3 (Dikkopf-3) transdifferentiates fibroblasts into functional endothelial cells-brief report. Arterioscler Thromb, Vasc Biol, 39(4): 765-773.

Chen W, Wang FJ, Zeng W, Sun J, Li L, Yang MC, Sun JS, Wu YX, Zhao XH, Zhu CH. 2015a. Regulation of cellular response pattern to phosphorus ion is a new target for the design of tissue-engineered blood vessel. Adv Healthc Mater, 4(7): 1004-1008.

Chen W, Zeng W, Sun JS, Yang MC, Li L, Zhou JT, Wu YX, Sun J, Liu G, Tang R, Tan J, Zhu CH. 2015b. Construction of an aptamer-sirna chimera-modified tissue-engineered blood vessel for cell-type-specific capture and delivery. ACS Nano, 9(6): 6069-6076.

Chen XH, Ruan CC, Ge Q, Ma Y, Xu JZ, Zhang ZB, Lin JR, Chen DR, Zhu DL, Gao PJ. 2018c. Deficiency of complement C3a and C5a receptors prevents angiotensin Ⅱ-induced hypertension via regulatory T cells. Circ Res, 122(7): 970-983.

Chen Y, Huang QF, Sheng CS, Zhang W, Shao S, Wang D, Cheng YB, Wang Y, Guo QH, Zhang DY, Li Y, Lowres N, Freedman B, Wang JG. 2020. Detection rate and treatment gap for atrial fibrillation identified through screening in community health centers in China (AF-CATCH): A prospective multicenter study. PLoS Med, 17(7): e1003146.

Cheng PK, Zeng W, Li L, Huo D, Zeng LQ, Tan J, Zhou JT, Sun JS, Liu G, Li YZ, Guan G, Wang YX, Zhu CH. 2016. PLGA-PNIPAM microspheres loaded with the gastrointestinal nutrient NaB ameliorate cardiac dysfunction by activating sirt3 in acute myocardial infarction. Adv Sci (Weinh), 3: 1600254.

Cheng WL, She ZG, Qin JJ, Guo JH, Gong FH, Zhang P, Fang C, Tian S, Zhu XY, Gong J, Wang ZH, Huang Z, Li H. 2017. Interferon regulatory factor 4 inhibits neointima formation by engaging krüppel-like factor 4 signaling. Circulation, 136(15): 1412-1433.

Cueto R, Zhang LX, Shan HM, Huang X, Li XY, Li YF, Lopez J, Yang WY, Lavallee M, Yu C, Ji Y, Yang XF, Wang H. 2018. Identification of homocysteine-suppressive mitochondrial ETC complex genes and tissue expression profile: Novel hypothesis establishment. Redox Biol, 17: 70-88.

Cui HT, Chen YH, Li K, Zhan R, Zhao MM, Xu YK, Lin ZY, Fu Y, He QH, Tang PC, Lei IL, Zhang JF, Li CZ, Sun Y, Zhang XH, Horng T, Lu HS, Chen YE, Daugherty A, Wang DW, Zheng LM. 2021. Untargeted metabolomics identifies succinate as a biomarker and therapeutic target in aortic aneurysm and dissection. Eur Heart J, 42(20): 4373-4385.

Dai XZ, Yan XQ, Zeng J, Chen J, Wang YH, Chen J, Li Y, Barati MT, Wintergerst KA, Pan KJ, Nystoriak MA, Conklin DJ, Rokosh G, Epstein PN, Li XK, Tan Y. 2017. Elevating CXCR7 improves angiogenic function of EPCs via Akt/GSK-3β/Fyn-mediated Nrf2 activation in diabetic limb ischemia. Circ Res, 120(5): e7-e23.

Dang GH, Li TR, Yang DM, Yang GX, Du X, Yang J, Miao YT, Han LL, Ma XL, Song YW, Liu B, Li X, Wang X, Feng J. 2022. T lymphocyte-derived extracellular vesicles aggravate abdominal aortic aneurysm by promoting macrophage lipid peroxidation and migration via pyruvate kinase muscle isozyme 2. Redox Biol, 50: 102257.

Deng JC, Lu SL, Liu HY, Liu B, Jiang CT, Xu QB, Feng J, Wang X. 2017. Homocysteine activates B cells via regulating PKM2-dependent metabolic reprogramming. J Immunol, 198(1): 170-183.

Deng JC, Ni ZC, Gu WD, Chen QS, Nowak WN, Chen T, Issa Bhaloo S, Zhang ZY, Hu YH, Zhou B, Zhang L, Xu QB. 2020. Single-cell gene profiling and lineage tracing analyses revealed novel mechanisms of endothelial repair by progenitors. Cell Mol Life Sci, 77(24): 5299-5320.

Ding N, Dou C, Wang YX, Liu FL, Guan G, Huo D, Li YZ, Yang JY, Wei KY, Yang MC, Tan J, Zeng W, Zhu CH. 2018. Antishear stress bionic carbon nanotube mesh coating with intracellular controlled drug delivery constructing small-diameter tissue-engineered vascular grafts. Adv Healthc Mater, 7(11): e1800026.

Dou, YQ, Kong P, Li CL, Sun HX, Li WW, Yu Y, Nie L, Zhao LL, Miao SB, Li XK, Dong C, Zhang JW, Liu Y, Huo XX, Chi K, Gao X, Zhang N, Weng L, Yang H, Zhang F, Han M. 2020. Smooth muscle SIRT1 reprograms endothelial cells to suppress angiogenesis after ischemia. Theranostics, 10(3): 1197-1212.

Du W, Zhang KY, Zhang SQ, Wang R, Nie Y, Tao HY, Han ZB, Liang L, Wang D, Liu JF,

Liu N, Han ZC, Kong DL, Zhao Q, Li ZJ. 2017. Enhanced proangiogenic potential of mesenchymal stem cell-derived exosomes stimulated by a nitric oxide releasing polymer. Biomaterials, 133: 70-81.

Feng J, Lu SL, Ding YH, Zheng M, Wang X. 2016. Homocysteine activates T cells by enhancing endoplasmic reticulum-mitochondria coupling and increasing mitochondrial respiration. Protein Cell, 7(6): 391-402.

Fu Y, Gao C, Liang Y, Wang ML, Huang YQ, Ma W, Li TY, Jia YT, Yu F, Zhu WL, Cui QH, Li YH, Xu QB, Wang X, Kong W. 2016. Shift of macrophage phenotype due to cartilage oligomeric matrix protein deficiency drives atherosclerotic calcification. Circ Res, 119(2): 261-276.

Fu Y, Huang YQ, Yang Z, Chen YF, Zheng JG, Mao CF, Li ZQ, Liu ZX, Yu B, Li TY, Wang ML, Xu CJ, Zhou YW, Zhao GZ, Jia YT, Guo W, Jia X, Zhang T, Li L, Liu ZY, Guo SC, Ma ML, Zhang H, Liu B, Du JB, Wang WG, Tang CS, Gao P, Xu QB, Wang X, Liu JF, Sun JP, Kong W. 2021. Cartilage oligomeric matrix protein is an endogenous β-arrestin-2-selective allosteric modulator of AT1 receptor counteracting vascular injury. Cell Res, 31(7): 773-790.

Gao R, Liu D, Guo WJ, Ge WP, Fan TF, Li BL, Gao P, Liu B, Zheng YH, Wang J. 2020. Meprin-α (Mep1A) enhances TNF-α secretion by mast cells and aggravates abdominal aortic aneurysms. Br J Pharmacol, 177(12): 2872-2885.

He DX, Pan QX, Chen Z, Sun CY, Zhang P, Mao AQ, Zhu YD, Li HJ, Lu CX, Xie MX, Zhou Y, Shen DM, Tang CL, Yang ZY, Jin J, Yao XQ, Nilius B, Ma X. 2017a. Treatment of hypertension by increasing impaired endothelial TRPV4-KCa2.3 interaction. EMBO Mol Med, 9(11): 1491-1503.

He JB, Mo DS, Chen JY, Luo LF. 2020a. Combined whole-mount fluorescence in situ hybridization and antibody staining in zebrafish embryos and larvae. Nat Protoc, 15(10): 3361-3379.

He L, Fu Y, Deng JN, Shen YC, Wang YB, Yu F, Xie N, Chen ZJ, Hong TP, Peng XJ, Li QQ, Zhou J, Han JY, Wang Y, Xi JZ, Kong W. 2018. Deficiency of FAM3D (family with sequence similarity 3, member D), a novel chemokine, attenuates neutrophil recruitment and ameliorates abdominal aortic aneurysm development. Arterioscler Thromb Vasc Biol, 38(7): 1616-1631.

He LJ, Huang XZ, Kanisicak O, Li Y, Wang Y, Li Y, Pu WJ, Liu QZ, Zhang H, Tian XY, Zhao H, Liu XX, Zhang SH, Nie Y, Hu SS, Miao X, Wang QD, Wang FC, Chen T, Xu QB, Lui KO, Molkentin JD, Zhou B. 2017b. Preexisting endothelial cells mediate cardiac neovascularization after injury. J Clin Invest, 127(8): 2968-2981.

He LJ, Li Y, Li Y, Pu WJ, Huang XZ, Tian XY, Wang Y, Zhang H, Liu QZ, Zhang LB, Zhao H, Tang J, Ji HB, Cai DQ, Han ZB, Han ZC, Nie Y, Hu SS, Wang QD, Sun RL, Fei J, Wang FC, Chen T, Yan Y, Huang HF, Pu WT, Zhou B. 2017c. Enhancing the precision of genetic lineage tracing using dual recombinases. Nat Med, 23(12): 1488-1498.

He QT, Xiao P, Huang SM, Jia YL, Zhu ZL, Lin JY, Yang F, Tao XN, Zhao RJ, Gao FY, Niu XG, Xiao KH, Wang JY, Jin CW, Sun JP, Yu X. 2021. Structural studies of phosphorylation-dependent interactions between the V2R receptor and arrestin-2. Nat Commun, 12(1): 2396.

He ZW, Xu XZ, Chen C, Li HP, Wang DW. 2020b. Adenosine 2A receptor activation contributes to Ang Ⅱ-induced aortic remodeling by promoting macrophage retention. Hypertension, 75(1): 119-130.

Hou JL, Pan YW, Zhu DS, Fan YY, Feng GW, Wei YZ, Wang H, Qin K, Zhao TC, Yang Q, Zhu Y, Che YZ, Liu YP, Cheng JS, Kong D, Wang PG, Shen J, Zhao Q. 2019. Targeted delivery of nitric oxide via a 'bump-and-hole' -based enzyme-prodrug pair. Nat Chem Biol, 15: 151-160.

Hu SH, Liu YF, You T, Heath J, Xu LR, Zheng XW, Wang AL, Wang YY, Li FC, Yang F, Cao YR, Zhang HY, van Gils JM, van Zonneveld AJ, Jo H, Wu QY, Zhang YH, Tang CJ, Zhu L. 2018. Vascular semaphorin 7A upregulation by disturbed flow promotes atherosclerosis through endothelial β1 integrin. Arterioscler Thromb Vasc Biol, 38(2): 335-343.

Huang J, Pu YJ, Zhang HS, Xie LP, He L, Zhang CL, Cheng CK, Huo YS, Wan S, Chen SL, Huang YH, Lau CW, Wang L, Xia Y, Huang Y, Luo JY. 2021. KLF2 mediates the suppressive effect of laminar flow on vascular calcification by inhibiting endothelial BMP/SMAD1/5 signaling. Circ Res, 129(4): e87-e100.

Huang SY, Lu W, Ge D, Meng N, Li Y, Su L, Zhang SL, Zhang Y, Zhao BX, Miao JY. 2015. A new microRNA signal pathway regulated by long noncoding RNA TGFB2-OT1 in autophagy and inflammation of vascular endothelial cells. Autophagy, 11: 2172-2183.

Huo D, Liu G, Li YZ, Wang YX, Guan G, Yang MC, Wei KY, Yang JY, Zeng LQ, Li G, Zeng W, Zhu CH. 2017. Construction of antithrombotic tissue-engineered blood vessel via reduced graphene oxide based dual-enzyme biomimetic cascade. ACS Nano, 11(11): 10964-10973.

Issa Bhaloo S, Wu YF, Le Bras A, Yu BQ, Gu WD, Xie Y, Deng JC, Wang ZH, Zhang ZY, Kong DL, Hu YH, Qu AJ, Zhao Q, Xu QB. 2018. Binding of Dickkopf-3 to CXCR7 enhances vascular progenitor cell migration and degradable graft regeneration. Circ Res, 123(4): 451-466.

Jenny Zhou HJ, Qin LF, Zhang HF, Tang WW, Ji WD, He YH, Liang XL, Wang ZR, Yuan QY,

Vortmeyer A, Toomre D, Fuh G, Yan MH, Kluger MS, Wu DQ, Min W. 2016. Endothelial exocytosis of angiopoietin-2 resulting from CCM3 deficiency contributes to cerebral cavernous malformation. Nat Med, 22(9): 1033-1042.

Jiang HJ, Yu Z, Ding N, Yang MN, Zhang L, Fan XM, Zhou Y, Zou Q, Hou J, Zheng JK, Zhang L, Xu YY, Liu JL. 2020. The role of AGK in thrombocytopoiesis and possible therapeutic strategies. Blood, 136(1): 119-129.

Jiao XL, He JQ, Yang YY, Yang S, Li J, Qin YW. 2018. Associations between circulating full-length angiopoietin-like protein 8 levels and severity of coronary artery disease in Chinese non-diabetic patients: A case-control study. Cardiovasc Diabetol, 17(1): 92.

Jin HW, Liu K, Huang XZ, Huo HH, Mou JL, Qiao ZY, He B, Zhou B. 2022. Genetic lineage tracing of pericardial cavity macrophages in the injured heart. Circ Res, 130(11): 1682-1697.

Jin L, Lin XJ, Yang L, Fan XF, Wang WJ, Li SY, Li J, Liu XY, Bao MH, Cui X, Yang JC, Cui QH, Geng B, Cai J. 2018. AK098656, a novel vascular smooth muscle cell-dominant long noncoding RNA, promotes hypertension. Hypertension, 71(2):262-272.

Leng YP, Ma YS, Li XG, Chen RF, Zeng PY, Li XH, Qiu CF, Li YP, Zhang Z, Chen AF. 2018. L-Homocysteine-induced cathepsin V mediates the vascular endothelial inflammation in hyperhomocysteinaemia. Br J Pharmacol, 175(8): 1157-1172.

Li C, Yan XL, Wu DY, Zhang K, Liang X, Pan YJ, Zhou YZ, Chen F, Chen X, Yang SJ, Zhou ZH, Wei YM, Liao YH, Qiu ZH. 2019a. Vaccine targeted α1D-adrenergic receptor for hypertension. Hypertension, 74(6): 1551-1562.

Li HP, Chen C, Fan JH, Yin ZW, Ni L, Cianflone K, Wang Y, Wang DW. 2018a. Identification of cardiac long non-coding RNA profile in human dilated cardiomyopathy. Cardiovasc Res, 114(5): 747-758.

Li H, Xu HC, Li YX, Jiang YH, Hu YM, Liu TT, Tian XQ, Zhao XH, Zhu YD, Wang SX, Zhang CR, Ge J, Wang XL, Wen HY, Bai CX, Sun Y, Song L, Zhang YH, Hui RT, Cai J, Chen JZ. 2020a. Alterations of gut microbiota contribute to the progression of unruptured intracranial aneurysms. Nat Commun, 11(1): 3218.

Li JY, Xia N, Wen S, Li D, Lu YZ, Gu MY, Tang TT, Jiao J, Lv BJ, Nie SF, Liao MY, Liao YH, Yang XP, Hu Y, Shi GP, Cheng X. 2019b. IL (interleukin)-33 suppresses abdominal aortic aneurysm by enhancing regulatory T-cell expansion and activity. Arterioscler Thromb Vasc Biol, 39(3): 446-458.

Li SJ, Ge Z, Kan J, Zhang JJ, Ye F, Kwan TW, Santoso T, Yang S, Sheiban I, Qian XS, Tian NL, Rab TS, Tao L, Chen SL. 2017a. Cutoff value and long-term prediction of clinical events by FFR measured immediately after implantation of a drug-eluting stent in patients with coronary artery disease: 1- to 3-year results from the DKCRUSH Ⅶ registry study. JACC Cardiovasc Interv, 10(10): 986-995.

Li TY, Yu B, Liu ZX, Li JY, Ma ML, Wang YB, Zhu MJ, Yin HY, Wang XF, Fu Y, Yu F, Wang X, Fang XH, Sun JP, Kong W. 2018b. Homocysteine directly interacts and activates the angiotensin Ⅱ type Ⅰ receptor to aggravate vascular injury. Nat Commun, 9(1): 11.

Li Y, Gao SJ, Han YC, Song L, Kong Y, Jiao Y, Huang S, Du J, Li YL. 2021. Variants of focal adhesion scaffold genes cause thoracic aortic aneurysm. Circ Res, 128(1): 8-23.

Li Y, He LJ, Huang XZ, Bhaloo SI, Zhao H, Zhang SH, Pu WJ, Tian XY, Li Y, Liu QZ, Yu W, Zhang LB, Liu X, Liu K, Tang J, Zhang H, Cai DQ, Ralf AH, Xu QB, Lui KO, Zhou B. 2018c. Genetic lineage tracing of nonmyocyte population by dual recombinases. Circulation, 138(8): 793-805.

Li Y, Lui KO, Zhou B. 2018d. Reassessing endothelial-to-mesenchymal transition in cardiovascular diseases. Nat Rev Cardiol, 15(8): 445-456.

Li Y, Lv Z, He LJ, Huang XZ, Zhang SH, Zhao H, Pu WJ, Li Y, Yu W, Zhang LB, Liu XX, Liu K, Tang J, Tian XY, Wang QD, Lui KO, Zhou B. 2019c. Genetic tracing identifies early segregation of the cardiomyocyte and nonmyocyte lineages. Circ Res, 125(3): 343-355.

Li YZ, Wan SM, Liu G, Cai W, Huo D, Li G, Yang MC, Wang YX, Guan G, Ding N, Liu FL, Zeng W, Zhu CH. 2017b. Netrin-1 promotes inflammation resolution to achieve endothelialization of small-diameter tissue engineering blood vessels by improving endothelial progenitor cells function in situ. Adv Sci (Weinh), 4(12): 1700278.

Li ZQ, Zhao ZQ, Cai ZY, Sun Y, Li L, Yao F, Yang L, Zhou Y, Zhu HB, Fu Y, Wang L, Fang W, Chen YB, Kong W. 2020b. Runx2 (runt-related transcription factor 2)-mediated microcalcification is a novel pathological characteristic and potential mediator of abdominal aortic aneurysm. Arterioscler Thromb Vasc Biol, 40(5): 1352-1369.

Liang C, Wang QS, Yang X, Niu N, Hu QQ, Zhang BL, Wu MM, Yu CJ, Chen X, Song BL, Zhang ZR, Ma HP. 2018. Oxidized low-density lipoprotein stimulates epithelial sodium channels in endothelial cells of mouse thoracic aorta. Br J Pharmacol, 175(8): 1318-1328.

Liang XD, Wu S, Geng ZL, Liu L, Zhang SS, Wang SY, Zhang Y, Huang Y, Zhang B. 2021. LARP7 suppresses endothelial-to-mesenchymal transition by coupling with TRIM28. Circ Res, 129(9): 843-856.

Lin LJ, Xie ZH, Xu MQ, Wang YB, Li SL, Yang N, Gong XJ, Liang P, Zhang X, Song L, Cao F. 2021. IVUS\IVPA hybrid intravascular molecular imaging of angiogenesis in atherosclerotic plaques via RGDfk peptide-targeted nanoprobes. Photoacoustics, 22: 100262.

Lin ZF, Pan XB, Wu F, Ye DW, Zhang Y, Wang Y, Jin LG, Lian QZ, Huang Y, Ding H, Triggle C, Wang K, Li XK, Xu AM. 2015. Fibroblast growth factor 21 prevents atherosclerosis by suppression of hepatic sterol regulatory element-binding protein-2 and induction of adiponectin in mice. Circulation, 131(21): 1861-1871.

Liu C, Wu CA, Yang QF, Gao J, Li L, Yang DQ, Luo LF. 2016a. Macrophages mediate the repair of brain vascular rupture through direct physical adhesion and mechanical traction. Immunity, 44(5): 1162-1176.

Liu QZ, Hu TY, He LJ, Huang XZ, Tian XY, Zhang H, He L, Pu WJ, Zhang LB, Sun H, Fang J, Yu Y, Duan SZ, Hu CB, Hui LJ, Zhang HB, Quertermous T, Xu QB, Red-Horse K, Wythe JD, Zhou B. 2015a. Genetic targeting of sprouting angiogenesis using Apln-CreER. Nat Commun, 6: 6020.

Liu QZ, Huang XZ, Zhang H, Tian XY, He LJ, Yang R, Yan Y, Wang QD, Gillich A, Zhou B. 2015b. c-kit$^+$ cells adopt vascular endothelial but not epithelial cell fates during lung maintenance and repair. Nat Med, 21(8): 866-868.

Liu XP, Wang YT, Ji HB, Aihara K, Chen LN. 2016b. Personalized characterization of diseases using sample-specific networks. Nucleic Acids Res, 44(22): e164.

Liu Y, Wang TT, Zhang R, Fu WY, Wang X, Wang F, Gao P, Ding YN, Xie Y, Hao DL, Chen HZ, Liu DP. 2016c. Calorie restriction protects against experimental abdominal aortic aneurysms in mice. J Exp Med, 213(11): 2473-2488.

Liu Y, Zhang HY, Yan LX, Du W, Zhang M, Chen H, Zhang LX, Li GQ, Li JJ, Dong YC, Zhu DL. 2018. MMP-2 and MMP-9 contribute to the angiogenic effect produced by hypoxia/15-HETE in pulmonary endothelial cells. J Mole Cell Cardiol, 121: 36-50.

Lu J, Li P, Ma K, Li Y, Yuan H, Zhu JM, Duan WX, Ou JS, Huang YH, Wu L, Pan XL, Zhang H, Du J, Li YL. 2021. OPG/TRAIL ratio as a predictive biomarker of mortality in patients with type A acute aortic dissection. Nat Commun, 12(1): 3401.

Lu QL, Yao YF, Hu ZK, Hu CQ, Song QX, Ye J, Xu CQ, Wang AZ, Chen QY, Wang QK. 2016a. Angiogenic factor AGGF1 activates autophagy with an essential role in therapeutic angiogenesis for heart disease. PLoS Biol, 14(8): e1002529.

Lu WW, Jia LX, Ni XQ, Zhao L, Chang JR, Zhang JS, Hou YL, Zhu Y, Guan YF, Yu YR, Du J, Tang CS, Qi YF. 2016b. Intermedin1-53 attenuates abdominal aortic aneurysm by inhibiting oxidative stress. Arterioscler Thromb Vasc Biol, 36(11): 2176-2190.

Lu WW, Zhao L, Zhang JS, Hou YL, Yu YR, Jia MZ, Tang CS, Qi YF. 2015. Intermedin1-53 protects against cardiac hypertrophy by inhibiting endoplasmic reticulum stress via activating AMP-activated protein kinase. J Hypertens, 33(8): 1676-1687.

Lu XH, Wang F, Xu CM, Soodvilai S, Peng KX, Su JH, Zhao L, Yang KT, Feng YM,

Zhou SF, Gustafsson JA, Yang TX. 2016c. Soluble (pro)renin receptor via β-catenin enhances urine concentration capability as a target of liver X receptor. PNAS, 113(13): e1898-e1906.

Lu YY, Li XD, Zhou HD, Shao S, He S, Hong MN, Liu JC, Xu YL, Wu YJ, Zhu DL, Wang JG, Gao PJ. 2019. Transactivation domain of Krüppel-like factor 15 negatively regulates angiotensin Ⅱ-induced adventitial inflammation and fibrosis. FASEB J, 33(5): 6254-6268.

Luo YH, Feng J, Xu QB, Wang WG, Wang X. 2016. NSun2 deficiency protects endothelium from inflammation via mRNA methylation of ICAM-1. Circ Res, 118(6): 944-956.

Lv P, Yin YJ, Kong P, Cao L, Xi H, Wang N, Yang HC, Lv YH, Chen N, Wang R, Dou YQ, Wang HY, Ma XT, Lin YL, Nie L, Zhang Y, Zhang F, Han M. 2021. SM22α loss contributes to apoptosis of vascular smooth muscle cells via macrophage-derived circRasGEF1B. Oxid Med Cell Longev, 2021: 5564884.

Lv Y, Zhang SY, Liang XY, Zhang H, Xu Z, Liu B, Xu MJ, Jiang CT, Shang J, Wang X. 2016. Adrenomedullin 2 enhances beiging in white adipose tissue directly in an adipocyte-autonomous manner and indirectly through activation of M2 macrophages. J Biol Chem, 291(45): 23390-23402.

Ma W, Zhang L, Zeng P, Huang CB, Li JW, Geng B, Yang JC, Kong W, Zhou XZ, Cui QH. 2017. An analysis of human microbe-disease associations. Brief Bioinform, 18(1): 85-97.

Mao CF, Ma ZH, Jia YT, Li WH, Xie N, Zhao GZ, Ma BH, Yu F, Sun JP, Zhou Y, Cui QH, Fu Y, Kong W. 2021. Nidogen-2 maintains the contractile phenotype of vascular smooth muscle cells and prevents neointima formation via bridging Jagged 1-Notch 3 signaling. Circulation, 144(15): 1244-1261.

Miao SB, Xie XL, Yin YJ, Zhao LL, Zhang F, Shu YN, Chen R, Chen P, Dong LH, Lin YL, Lv P, Zhang DD, Nie X, Xue ZY, Han M. 2017. Accumulation of smooth muscle 22α protein accelerates senescence of vascular smooth muscle cells via stabilization of p53 in vitro and in vivo. Arterioscler Thromb Vasc Biol, 37(10): 1849-1859.

Miao YT, Zhao Y, Han LL, Ma XL, Deng JC, Yang J, Lu SL, Shao FY, Kong W, Wang WG, Xu QB, Wang X, Feng J. 2021. NSun2 regulates aneurysm formation by promoting autotaxin expression and T cell recruitment. Cell Mol Life Sci, 78(4): 1709-1727.

Nie X, Tang WQ, Zhang ZH, Yang CM, Qian L, Xie XY, Qiang EJ, Zhao JY, Zhao WF, Xiao L, Wang NP. 2020. Procyanidin B2 mitigates endothelial endoplasmic reticulum stress through a PPARδ-dependent mechanism. Redox Biol, 37: 101728.

Ning SW, Yue M, Wang P, Liu Y, Zhi H, Zhang Y, Zhang JZ, Gao Y, Guo MN, Zhou DS, Li X, Li X. 2017. LincSNP 2.0: An updated database for linking disease-associated SNPs to human long non-coding RNAs and their TFBSs. Nucleic Acids Res, 45(1): D74-D78.

Pan LH, Lin Z, Tang X, Tian JX, Zheng Q, Jing J, Xie LP, Chen HS, Lu QL, Wang H, Li QG, Han Y, Ji Y. 2020. *S*-Nitrosylation of plastin-3 exacerbates thoracic aortic dissection formation via endothelial barrier dysfunction. Arterioscler Thromb Vasc Biol, 40(1): 175-188.

Pan XB, Shao YH, Wu F, Wang Y, Xiong RR, Zheng JJ, Tian HS, Wang BL, Wang YF, Zhang Y, Han ZS, Qu AJ, Xu HX, Lu AH, Yang TX, Li XK, Xu AM, Du J, Lin ZF. 2018a. FGF21 prevents angiotensin Ⅱ -induced hypertension and vascular dysfunction by activation of ACE2/angiotensin-(1-7) axis in mice. Cell Metab, 27: 1323-1337.

Pan XX, Ruan CC, Liu XY, Kong LR, Ma Y, Wu QH, Li HQ, Sun YJ, Chen AQ, Zhao Q, Wu F, Wang XJ, Wang JG, Zhu DL, Gao PJ. 2019. Perivascular adipose tissue-derived stromal cells contribute to vascular remodeling during aging. Aging Cell, 18: e12969.

Pan YW, Yang JY, Wei YZ, Wang H, Jiao RK, Moraga A, Zhang ZY, Hu YH, Kong DL, Xu QB, Zeng LF, Zhao Q. 2018b. Histone deacetylase 7-derived peptides play a vital role in vascular repair and regeneration. Adv Sci (Weinh), 5(8): 1800006.

Pi J, Liu J, Zhuang T, Zhang L, Sun HM, Chen XL, Zhao Q, Kuang YS, Peng S, Zhou XH, Yu ZR, Tao T, Tomlinson B, Chan P, Tian Y, Fan HM, Liu ZM, Zheng XJ, Morrisey E, Zhang YZ. 2018. Elevated expression of miR302-367 in endothelial cells inhibits developmental angiogenesis via CDC42/CCND1 mediated signaling pathways. Theranostics, 8(6): 1511-1526.

Ping YQ, Mao CY, Xiao P, Zhao RJ, Jiang Y, Yang Z, An WT, Shen DD, Yang F, Zhang HB, Qu CX, Shen QY, Tian CP, Li ZJ, Li SL, Wang GY, Tao XN, Wen X, Zhong YN, Yang J, Yi F, Yu X, Xu HE, Zhang Y, Sun JP. 2021. Structures of the glucocorticoid-bound adhesion receptor GPR97-G$_\text{O}$ complex. Nature, 589(7843): 620-626.

Qiu C, Wang YW, Zhao HG, Qin LF, Shi YN, Zhu XL, Song L, Zhou XF, Chen J, Zhou H, Zhang HF, Tellides G, Min W, Yu L. 2017. The critical role of SENP1-mediated GATA2 deSUMOylation in promoting endothelial activation in graft arteriosclerosis. Nat Commun, 8: 15426.

Qu CX, Mao CY, Xiao P, Shen QY, Zhong YN, Yang F, Shen DD, Tao XN, Zhang HB, Yan X, Zhao RJ, He JY, Guan Y, Zhang C, Hou GH, Zhang PJ, Hou GG, Li ZJ, Yu X, Chai RJ, Guan YF, Sun JP, Zhang Y. 2021. Ligand recognition, unconventional activation, and G protein coupling of the prostaglandin E$_2$ receptor EP2 subtype. Sci Adv, 7(14): eabf1268.

Qu D, Wang L, Huo MY, Song WC, Lau CW, Xu J, Xu AM, Yao XQ, Chiu JJ, Tian XY, Huang Y. 2020. Focal TLR4 activation mediates disturbed flow-induced endothelial inflammation. Cardiovasc Res, 116(1): 226-236.

Ren XS, Tong Y, Qiu Y, Ye C, Wu N, Xiong XQ, Wang JJ, Han Y, Zhou YB, Zhang F, Sun HJ, Gao XY, Chen Q, Li YH, Kang YM, Zhu GQ. 2020. MiR155-5p in adventitial fibroblasts-derived extracellular vesicles inhibits vascular smooth muscle cell proliferation via suppressing angiotensin-converting enzyme expression. J Extracell Vesicles，9(1): 1698795.

Shan B, Wang XX, Wu Y, Xu C, Xia ZX, Dai JL, Shao ML, Zhao F, He SQ, Yang L, Zhang ML, Nan FJ, Li J, Liu JM, Liu JF, Jia WP, Qiu YF, Song BL, Han JJD, Rui LY, Duan SZ, Liu Y. 2017. The metabolic ER stress sensor IRE1α suppresses alternative activation of macrophages and impairs energy expenditure in obesity. Nat Immunol, 18(5): 519-529.

Shao L, Zhou HJ, Zhang HF, Qin LF, Hwa J, Yun Z, Ji WD, Min W. 2015. SENP1-mediated NEMO deSUMOylation in adipocytes limits inflammatory responses and type-1 diabetes progression. Nat Commun, 6: 8917.

Shen LH, Sun Z, Nie P, Yuan RS, Cai ZH, Wu CZ, Hu LH, Jin SX, Zhou H, Zhang XK, He B. 2019. Sulindac-derived retinoid X receptor-α modulator attenuates atherosclerotic plaque progression and destabilization in ApoE$^{-/-}$ mice. Br J Pharmacol, 176(14): 2559-2572.

Shen Q, Chen Z, Zhao FM, Pan SS, Zhang TT, Cheng XE, Zhang L, Zhang SS, Qi JX, Li JX, Cai DS, Zhang G. 2020. Reversal of prolonged obesity-associated cerebrovascular dysfunction by inhibiting microglial Tak1. Nat Neurosci, 23(7): 832-841.

Sheng CS, Li FK, Cheng YB, Wei FF, Huang JF, Guo QH, Zhang DY, Wang Y, An DW, Huang QF, Li Y, Wang JG. 2020. Blood pressure and heart rate variability and baroreflex sensitivity in white-coat, masked, and sustained hypertension. Hypertens Res, 43(8): 772-780.

Shu YN, Dong LH, Li H, Pei QQ, Miao SB, Zhang F, Zhang DD, Chen R, Yin YJ, Lin YL, Xue ZY, Lv P, Xie XL, Zhao LL, Nie X, Chen P, Han M. 2017. CKII-SIRT1-SM22α loop evokes a self-limited inflammatory response in vascular smooth muscle cells. Cardiovasc Res, 113(10): 1198-1207.

Sun CB, Fu YH, Gu X, Xi XW, Peng X, Wang CH, Sun Q, Wang XY, Qian FC, Qin ZF, Qu WB, Piao MH, Zhong S, Liu SL, Zhang MM, Fang SH, Tian JT, Li CQ, Maegdefessel L, Tian JW, Yu B. 2020a. Macrophage-enriched lncRNA RAPIA: A novel therapeutic target for atherosclerosis. Arterioscler Thromb Vasc Biol, 40(6): 1464-1478.

Sun J, Yang T, Wang PJ, Ma ST, Zhu ZY, Pu YF, Li L, Zhao Y, Xiong SQ, Liu DY, Zhu ZM. 2014. Activation of cold-sensing transient receptor potential melastatin subtype 8 antagonizes vasoconstriction and hypertension through attenuating RhoA/Rho kinase pathway. Hypertension, 63(6): 1354-1363.

Sun LL, Xie C, Wang G, Wu Y, Wu Q, Wang XM, Liu J, Deng YY, Xia JL, Chen B, Zhang

SY, Yun CY, Lian G, Zhang XJ, Zhang H, Bisson WH, Shi JM, Gao XX, Ge PP, Liu CH, Krausz KW, Nichols RG, Cai JW, Rimal B, Patterson AD, Wang X, Gonzalez FJ, Jiang CT. 2018. Gut microbiota and intestinal FXR mediate the clinical benefits of metformin. Nat Med, 24(12): 1919-1929.

Sun QQ, Wang B, Li YS, Sun F, Li P, Xia WJ, Zhou XM, Li Q, Wang XJ, Chen J, Zeng XR, Zhao ZG, He HB, Liu DY, Zhu ZM. 2016. Taurine supplementation lowers blood pressure and improves vascular function in prehypertension: Randomized, double-blind, placebo-controlled study. Hypertension, 67(3): 541-549.

Sun SM, Qin WF, Tang XL, Meng Y, Hu WJ, Zhang SJ, Qian MX, Liu ZJ, Cao XY, Pang QX, Zhao BS, Wang ZM, Zhou ZJ, Liu BH. 2020b. Vascular endothelium-targeted *Sirt7* gene therapy rejuvenates blood vessels and extends life span in a Hutchinson-Gilford progeria model. Sci Adv, 6(8): eaay5556.

Sun XN, Li C, Liu Y, Du LJ, Zeng MR, Zheng XJ, Zhang WC, Liu Y, Zhu MJ, Kong DP, Zhou L, Lu LM, Shen ZX, Yi Y, Du L, Qin M, Liu X, Hua ZC, Sun SY, Yin HY, Zhou B, Yu Y, Zhang ZY, Duan SZ. 2017. T-cell mineralocorticoid receptor controls blood pressure by regulating interferon-Gamma. Circ Res, 120(10): 1584-1597.

Sun Y, Chen YH, Li YY, Li ZZ, Li CZ, Yu T, Xiao L, Yu B, Zhao H, Tao M, Jiang JG, Yan JT, Wang Y, Zeng HS, Shen XQ, Zhou YW, Jin L, Song WH, Dou KF, Wang DW. 2019a. Association of TSR1 variants and spontaneous coronary artery dissection. J Am Coll Cardiol, 74(2): 167-176.

Sun YD, Xiao Y, Sun HY, Zhao ZQ, Zhu J, Zhang L, Dong J, Han TL, Jing Q, Zhou J, Jing ZP. 2019b. miR-27a regulates vascular remodeling by targeting endothelial cells' apoptosis and interaction with vascular smooth muscle cells in aortic dissection. Theranostics, 9(25): 7961-7975.

Tang J, Shen YJ, Chen GL, Wan QY, Wang K, Zhang J, Qin J, Liu GZ, Zuo SK, Tao B, Yu Y, Wang JW, Lazarus M, Yu Y. 2017. Activation of E-prostanoid 3 receptor in macrophages facilitates cardiac healing after myocardial infarction. Nat Commun, 8: 14656.

Tang J, Wang HX, Huang XZ, Li F, Zhu H, Li Y, He LJ, Zhang H, Pu WJ, Liu K, Zhao H, Bentzon JF, Yu Y, Ji Y, Nie Y, Tian XY, Zhang L, Gao D, Zhou B. 2020. Arterial Sca1$^+$ vascular stem cells generate de novo smooth muscle for artery repair and regeneration. Cell Stem Cell, 26(1): 81-96, e84.

Tang J, Zhang H, He LJ, Huang XZ, Li Y, Pu WJ, Yu W, Zhang LB, Cai DQ, Lui KO, Zhou B. 2018. Genetic fate mapping defines the vascular potential of endocardial cells in the adult heart. Circ Res, 122(7): 984-993.

Tang TT, Zhu YC, Dong NG, Zhang S, Cai J, Zhang LX, Han Y, Xia N, Nie SF, Zhang M,

Lv BJ, Jiao J, Yang XP, Hu Y, Liao YH, Cheng X. 2019. Pathologic T-cell response in ischaemic failing hearts elucidated by T-cell receptor sequencing and phenotypic characterization. Eur Heart J, 40(48): 3924-3933.

Tian Q, Leung FP, Chen FM, Tian XY, Chen ZY, Tse G, Ma ST, Wong WT. 2021. Butyrate protects endothelial function through PPARδ/miR-181b signaling. Pharmacol Res, 169: 105681.

Tian XY, He LJ, Liu K, Pu WJ, Zhao H, Li Y, Liu XX, Tang MX, Sun RL, Fei J, Ji Y, Qiao ZY, Lui KO, Zhou B. 2020. Generation of a self-cleaved inducible Cre recombinase for efficient temporal genetic manipulation. EMBO J, 39(4): e102675.

Tian XY, Hu TY, Zhang H, He LJ, Huang XZ, Liu QZ, Yu W, He L, Yang Z, Yan Y, Yang X, Zhong TP, Pu WT, Zhou B. 2014. De novo formation of a distinct coronary vascular population in neonatal heart. Science, 345(6192): 90-94.

Tong Y, Ye C, Ren XS, Qiu Y, Zang YH, Xiong XQ, Wang JJ, Chen Q, Li YH, Kang YM, Zhu GQ. 2018. Exosome-mediated transfer of ACE (angiotensin-converting enzyme) from adventitial fibroblasts of spontaneously hypertensive rats promotes vascular smooth muscle cell migration. Hypertension, 72(4): 881-888.

Wang F, Lu XH, Peng KX, Fang H, Zhou L, Su JH, Nau A, Yang KT, Ichihara A, Lu AH, Zhou SF, Yang TX. 2016a. Antidiuretic action of collecting duct (pro)renin receptor downstream of vasopressin and PGE2 receptor EP4. J Am Soc Nephrol, 27(10): 3022-3034.

Wang JY, Ma RX, Ma W, Chen J, Yang JC, Xi YG, Cui QH. 2016b. LncDisease: A sequence based bioinformatics tool for predicting lncRNA-disease associations. Nucleic Acids Res, 44(9): e90.

Wang L, Yu P, Zhou BY, Song JP, Li Z, Zhang MZ, Guo GR, Wang Y, Chen X, Han L, Hu SS. 2020a. Single-cell reconstruction of the adult human heart during heart failure and recovery reveals the cellular landscape underlying cardiac function. Nat Cell Biol, 22(1): 108-119.

Wang MJ, Peng XY, Lian ZQ, Zhu HB. 2019a. The cordycepin derivative IMM-H007 improves endothelial dysfunction by suppressing vascular inflammation and promoting AMPK-dependent eNOS activation in high-fat diet-fed ApoE knockout mice. Eur J Pharmacol, 852: 167-178.

Wang SY, Chen JH, Garcia SP, Liang XD, Zhang F, Yan PY, Yu HJ, Wei WT, Li ZX, Wang JF, Le HY, Han ZG, Luo XS, Day DS, Stevens SM, Zhang Y, Park PJ, Liu ZJ, Sun K, Yuan GC, Pu WT, Zhang B. 2019b. A dynamic and integrated epigenetic program at distal regions orchestrates transcriptional responses to VEGFA. Genome Res, 29(2): 193-207.

Wang YB, Chen DX, Zhang Y, Wang PZ, Zheng C, Zhang SY, Yu B, Zhang L, Zhao GZ, Ma BH, Cai ZY, Xie N, Huang SY, Liu ZY, Mo XN, Guan YF, Wang X, Fu Y, Ma DL, Wang Y, Kong W. 2018a. Novel adipokine, FAM19A5, inhibits neointima formation after injury through sphingosine-1-phosphate receptor 2. Circulation, 138(1): 48-63.

Wang YB, Chen HW, Sun T, Li A, Wang SS, Zhang JB, Li SL, Zhang Z, Zhu D, Wang XJ, Cao F. 2022. Risk predicting for acute coronary syndrome based on machine learning model with kinetic plaque features from serial coronary computed tomography angiography. Eur Heart J Cardiovasc Imaging, 23(6): 800-810.

Wang YJ, Han D, Zhou TW, Chen C, Cao H, Zhang JZ, Ma N, Liu C, Song MS, Shi JW, Jin X, Cao F, Dong NG. 2021a. DUSP26 induces aortic valve calcification by antagonizing MDM2-mediated ubiquitination of DPP4 in human valvular interstitial cells. Eur Heart J, 42(30): 2935-2951.

Wang Y, Han D, Zhou TW, Zhang JB, Liu C, Cao F, Dong NG. 2020b. Melatonin ameliorates aortic valve calcification via the regulation of circular RNA CircRIC3/miR-204-5p/DPP4 signaling in valvular interstitial cells. J Pineal Res, 69(2): e12666.

Wang Y, Tan X, Gao H, Yuan H, Hu R, Jia LX, Zhu JM, Sun LZ, Zhang HJ, Huang LJ, Zhao D, Gao P, Du J. 2018b. Magnitude of soluble ST2 as a novel biomarker for acute aortic dissection. Circulation, 137(3): 259-269.

Wang YB, Xu MQ, Yang N, Gao S, Li SL, Zhang JB, Bi YM, Ren SH, Hou Y, Jiang M, Liu JS, Hu YZ, Gao L, Cao F. 2021b. A thrombin-responsive nanoprobe for in vivo visualization of thrombus formation through three-dimensional optical/computed tomography hybrid imaging. ACS Appl Mater Interfaces, 13(24): 27814-27824.

Wang ZR, Liu HB, Sun YY, Hu QQ, Li YX, Zheng WW, Yu CJ, Li XY, Wu MM, Song BL, Mu JJ, Yuan ZY, Zhang ZR, Ma HP. 2018c. Dietary salt blunts vasodilation by stimulating epithelial sodium channels in endothelial cells from salt-sensitive Dahl rats. Br J Pharmacol, 175(8): 1305-1317.

Wei T, Gao J, Huang CL, Song B, Sun MW, Shen WL. 2021. SIRT3 (Sirtuin-3) prevents Ang II (angiotensin II)-induced macrophage metabolic switch improving perivascular adipose tissue function. Arterioscler Thromb Vasc Biol, 41(2): 714-730.

Wei YZ, Wu YF, Zhao RX, Zhang KY, Midgley AC, Kong DL, Li ZJ, Zhao Q. 2019. MSC-derived sEVs enhance patency and inhibit calcification of synthetic vascular grafts by immunomodulation in a rat model of hyperlipidemia. Biomaterials, 204: 13-24.

Wei ZB, Yuan YF, Jaouen F, Ma MS, Hao CJ, Zhang Z, Chen Q, Yuan ZQ, Yu L, Beurrier C, Li W. 2016. SLC35D3 increases autophagic activity in midbrain dopaminergic neurons by enhancing BECN1-ATG14-PIK3C3 complex formation. Autophagy, 12(7): 1168-

1179.

Wu HL, Wang YY, Wang GX, Qiu ZH, Hu XJ, Zhang HR, Yan XL, Ke F, Zou AR, Wang M, Liao YH, Chen X. 2020. A bivalent antihypertensive vaccine targeting L-type calcium channels and angiotensin AT1 receptors. Br J Pharmacol, 177(2): 402-419.

Wu JF, Yang L, Li SF, Huang P, Liu Y, Wang YL, Tang HR. 2016. Metabolomics insights into the modulatory effects of long-term low calorie intake in mice. J Proteome Res, 15(7): 2299-2308.

Wu MM, Liang C, Yu XD, Song BL, Yue Q, Zhai YJ, Linck V, Cai YX, Niu N, Yang X, Zhang BL, Wang QS, Zou L, Zhang S, Thai TL, Ma J, Sutliff RL, Zhang ZR, Ma HP. 2019. Lovastatin attenuates hypertension induced by renal tubule-specific knockout of ATP-binding cassette transporter A1, by inhibiting epithelial sodium channels. Br J Pharmacol, 176(18): 3695-3711.

Xia N, Lu YZ, Gu MY, Li NN, Liu ML, Jiao JJ, Zhu ZF, Li JY, Li DL, Tang TT, Lv BJ, Nie SF, Zhang M, Liao MY, Liao YH, Yang XP, Cheng X. 2020. A unique population of regulatory T cells in heart potentiates cardiac protection from myocardial infarction. Circulation, 142(20): 1956-1973.

Xiao XL, Hu N, Zhang XZ, Jiang M, Chen C, Ma R, Ma ZG, Gao JL, Xuan XC, Sun ZJ, Dong DL. 2018. Niclosamide inhibits vascular smooth muscle cell proliferation and migration and attenuates neointimal hyperplasia in injured rat carotid arteries. Br J Pharmacol, 175(10): 1707-1718.

Xie N, Chen M, Dai RL, Zhang Y, Zhao HQ, Song ZM, Zhang LF, Li ZY, Feng YQ, Gao H, Wang L, Zhang T, Xiao RP, Wu JX, Cao CM. 2017. SRSF1 promotes vascular smooth muscle cell proliferation through a Δ133p53/EGR1/KLF5 pathway. Nat Commun, 8: 16016.

Xie SA, Zhang T, Wang J, Zhao F, Zhang YP, Yao WJ, Hur SS, Yeh YT, Pang W, Zheng LS, Fan YB, Kong W, Wang X, Chiu JJ, Zhou J. 2018. Matrix stiffness determines the phenotype of vascular smooth muscle cell in vitro and in vivo: Role of DNA methyltransferase 1. Biomaterials, 155: 203-216.

Xing JY, Yi J, Cai XY, Tang H, Liu ZY, Zhang XT, Martindale JL, Yang XL, Jiang B, Gorospe M, Wang WG. 2015. NSun2 promotes cell growth via elevating cyclin-dependent kinase 1 translation. Mol Cell Biol, 35(23): 4043-4052.

Xiong WX, Wang XQ, Dai DP, Zhang B, Lu L, Tao R. 2017. The anti-inflammatory vasostatin-2 attenuates atherosclerosis in ApoE[-/-] mice and inhibits monocyte/macrophage recruitment. Thromb Haemost, 117(2): 401-414.

Xu H, Du SN, Fang BY, Li CJ, Jia X, Zheng SF, Wang SL, Li QW, Su W, Wang NP, Zheng

F, Chen LH, Zhang XY, Gustafsson JA, Guan YF. 2019. VSMC-specific EP4 deletion exacerbates angiotensin II -induced aortic dissection by increasing vascular inflammation and blood pressure. PNAS, 116(17): 8457-8462.

Xu H, Fang BY, Du SN, Wang SL, Li QW, Jia X, Bao CZ, Ye L, Sui X, Qian L, Luan ZL, Yang GR, Zheng F, Wang NP, Chen LH, Zhang XY, Guan YF. 2020a. Endothelial cell prostaglandin E_2 receptor EP4 is essential for blood pressure homeostasis. JCI Insight, 5(13): e138505.

Xu J, Feng L, Han ZJ, Li YS, Wu AW, Shao TT, Ding N, Li LL, Deng W, Di XB, Wang J, Zhang LF, Li X, Zhang KT, Cheng SJ. 2016. Extensive ceRNA-ceRNA interaction networks mediated by miRNAs regulate development in multiple rhesus tissues. Nucleic Acids Res, 44(19): 9438-9451.

Xu K, Xu C, Zhang YZ, Qi FR, Yu BR, Li P, Jia LX, Li YL, Xu FJ, Du J. 2018. Identification of type IV collagen exposure as a molecular imaging target for early detection of thoracic aortic dissection. Theranostics, 8(2): 437-449.

Xu YY, Jiang HJ, Li L, Chen FW, Liu YX, Zhou MY, Wang J, Jiang JJ, Li XY, Fan XM, Zhang L, Zhang JF, Qiu JQ, Wu Y, Fang C, Sun HP, Liu JL. 2020b. Branched-chain amino acid catabolism promotes thrombosis risk by enhancing Tropomodulin-3 propionylation in platelets. Circulation, 142(1): 49-64.

Yan LQ, Li PY, Wang YB, Han D, Li SL, Jiang M, Cao XF, Cao F. 2021. The incremental prognostic value of the clinical residual SYNTAX score for patients with chronic renal insufficiency undergoing percutaneous coronary intervention. Front Cardiovasc Med, 8: 647720.

Yan S, Tang J, Zhang YY, Wang YY, Zuo SK, Shen YJ, Zhang QQ, Chen D, Yu Y, Wang K, Duan SZ, Yu Y. 2017a. Prostaglandin E_2 promotes hepatic bile acid synthesis by an E prostanoid receptor 3-mediated hepatocyte nuclear receptor 4α/cholesterol 7α-hydroxylase pathway in mice. Hepatology, 65(3): 999-1014.

Yan YF, Pei JF, Zhang Y, Zhang R, Wang F, Gao P, Zhang ZQ, Wang TT, She ZG, Chen HZ, Liu DP. 2017b. The paraoxonase gene cluster protects against abdominal aortic aneurysm formation. Arterioscler Thromb Vasc Biol, 37(2): 291-300.

Yang C, Lu M, Chen WB, He Z, Hou X, Feng M, Zhang HJ, Bo T, Zhou XM, Yu Y, Zhang HQ, Zhao M, Wang LC, Yu CX, Gao L, Jiang WJ, Zhang QY, Zhao JJ. 2019. Thyrotropin aggravates atherosclerosis by promoting macrophage inflammation in plaques. J Exp Med, 216(5):1182-1198.

Yang F, Chen QS, He SP, Yang M, Maguire EM, An WW, Afzal TA, Luong LA, Zhang L, Xiao QZ. 2018. miR-22 is a novel mediator of vascular smooth muscle cell phenotypic modulation and neointima formation. Circulation, 137(17): 1824-1841.

Yang F, Chen QS, Yang M, Maguire EM, Yu XT, He SP, Xiao R, Wang CS, An WW, Wu W, Zhou YJ, Xiao QZ, Zhang L. 2020. Macrophage-derived MMP-8 determines smooth muscle cell differentiation from adventitia stem/progenitor cells and promotes neointima hyperplasia. Cardiovasc Res, 116(1): 211-225.

Yang F, Guo LL, Li Y, Wang GP, Wang J, Zhang C, Fang GX, Chen X, Liu L, Yan X, Liu Q, Qu CX, Xu YF, Xiao P, Zhu ZL, Li ZJ, Zhou JY, Yu X, Gao N, Sun JP. 2021. Structure, function and pharmacology of human itch receptor complexes. Nature, 600(7887): 164-169.

Yao YF, Hu CQ, Song QX, Li Y, Da XW, Yu YB, Li H, Clark IM, Chen QY, Wang QK. 2020. ADAMTS16 activates latent TGF-β, accentuating fibrosis and dysfunction of the pressure-overloaded heart. Cardiovasc Res, 116(5): 956-969.

Ye Q, Pang S, Zhang WJ, Guo XT, Wang JL, Zhang YT, Liu Y, Wu X, Jiang F. 2017. Therapeutic targeting of RNA polymerase I with the small-molecule CX-5461 for prevention of arterial injury-induced neointimal hyperplasia. Arterioscler Thromb Vasc Biol, 37(3): 476-484.

You M, Liu YS, Wang BW, Li L, Zhang HX, He HB, Zhou Q, Cao TB, Wang LJ, Zhao ZG, Zhu ZM, Gao P, Yan ZC. 2022. Asprosin induces vascular endothelial-to-mesenchymal transition in diabetic lower extremity peripheral artery disease. Cardiovasc Diabetol, 21(1): 25.

Yu B, Liu ZY, Fu Y, Wang YB, Zhang L, Cai ZY, Yu F, Wang X, Zhou J, Kong W. 2017. CYLD deubiquitinates nicotinamide adenine dinucleotide phosphate oxidase 4 contributing to adventitial remodeling. Arterioscler Thromb Vasc Biol, 37(9): 1698-1709.

Yuan XL, Zhang T, Yao F, Liao YN, Liu F, Ren ZN, Han L, Diao LX, Li YK, Zhou BY, He F, Wang L. 2018. THO complex-dependent posttranscriptional control contributes to vascular smooth muscle cell fate decision. Circ Res, 123(5): 538-549.

Zeng T, Zhang WW, Yu XT, Liu XP, Li MY, Chen LN. 2016. Big-data-based edge biomarkers: Study on dynamical drug sensitivity and resistance in individuals. Brief Bioinform, 17(4): 576-592.

Zha Y, Li YW, Lin TY, Chen J, Zhang SM, Wang JL. 2021. Progenitor cell-derived exosomes endowed with VEGF plasmids enhance osteogenic induction and vascular remodeling in large segmental bone defects. Theranostics, 11(1): 397-409.

Zha Y, Lin TY, Li YW, Zhang X, Wang ZH, Li ZB, Ye YQ, Wang B, Zhang SM, Wang JL. 2020. Exosome-mimetics as an engineered gene-activated matrix induces in-situ vascularized osteogenesis. Biomaterials, 247: 119985.

Zhang DD, Song Y, Kong P, Xu X, Gao YK, Dou YQ, Weng L, Wang XW, Lin YL, Zhang F, Zhang HL, Han M. 2021. Smooth muscle 22 alpha protein inhibits VSMC foam cell formation by supporting normal LXRα signaling, ameliorating atherosclerosis. Cell Death Dis, 12(11): 982.

Zhang F, Yan PY, Yu HJ, Le HY, Li ZX, Chen JH, Liang XD, Wang SY, Wei WT, Liu L, Zhang Y, Ji X, Xie AY, Chen WT, Han ZG, Pu WT, Chen S, Chen YW, Sun K, Ge BX, Zhang B. 2020a. LARP7 is a BRCA1 ubiquitinase substrate and regulates genome stability and tumorigenesis. Cell Rep, 32(4): 107974.

Zhang HN, Liu J, Qu D, Wang L, Wong CM, Lau CW, Huang YH, Wang YF, Huang HH, Xia Y, Xiang L, Cai ZW, Liu PS, Wei YX, Yao XQ, Ma RCW, Huang Y. 2018a. Serum exosomes mediate delivery of arginase 1 as a novel mechanism for endothelial dysfunction in diabetes. PNAS, 115(29): e6927-e6936.

Zhang H, Pu WJ, Tian XY, Huang XZ, He LJ, Liu QZ, Li Y, Zhang LB, He L, Liu K, Gillich A, Zhou B. 2016a. Genetic lineage tracing identifies endocardial origin of liver vasculature. Nat Genet, 48(5): 537-543.

Zhang HX, Pu YF, Chen J, Tong WD, Cui YT, Sun F, Zheng Z, Li Q, Yang T, Meng CY, Lu ZS, Li L, Yan ZC, Liu DY, Zhu ZM. 2014. Gastrointestinal intervention ameliorates high blood pressure through antagonizing overdrive of the sympathetic nerve in hypertensive patients and rats. J Am Heart Assoc, 3(5): e000929.

Zhang H, Zhang SY, Jiang C, Li Y, Xu G, Xu MJ, Wang X. 2016b. Intermedin/adrenomedullin 2 polypeptide promotes adipose tissue browning and reduces high-fat diet-induced obesity and insulin resistance in mice. Int J Obes (Lond), 40(5): 852-860.

Zhang J, Dong JJ, Martin M, He M, Gongol B, Marin TL, Chen L, Shi X, Yin YJ, Shang FQ, Wu Y, Huang HY, Zhang J, Zhang Y, Kang J, Moya EA, Huang HD, Powell FL, Chen Z, Thistlethwaite PA, Yuan ZY, Shyy JY. 2018b. AMP-activated protein kinase phosphorylation of angiotensin-converting enzyme 2 in endothelium mitigates pulmonary hypertension. Am J Respir Crit Care Med, 198(4): 509-520.

Zhang JJ, Gao XF, Kan J, Ge Z, Han L, Lu S, Tian NL, Lin S, Lu QH, Wu XM, Li QH, Liu ZZ, Chen Y, Qian XS, Wang J, Chai DY, Chen CH, Li XL, Gogas BD, Pan T, Shan SJ, Ye F, Chen SL. 2018c. Intravascular ultrasound versus angiography-guided drug-eluting stent implantation: The ULTIMATE trial. J Am Coll Cardiol, 72(24): 3126-3137.

Zhang L, Chen QS, An WW, Yang F, Maguire EM, Chen D, Zhang C, Wen GM, Yang M, Dai B, Luong LA, Zhu JH, Xu QB, Xiao QZ. 2017. Novel pathological role of hnRNPA1 (heterogeneous nuclear ribonucleoprotein A1) in vascular smooth muscle cell function and neointima hyperplasia. Arterioscler Thromb Vasc Biol, 37(11): 2182-2194.

Zhang L, Wei TT, Li Y, Li J, Fan Y, Huang FQ, Cai YY, Ma G, Liu JF, Chen QQ, Wang SL, Li H, Alolga RN, Liu B, Zhao DS, Shen JH, Wang XM, Zhu W, Li P, Qi LW. 2018d. Functional metabolomics characterizes a key role for N-acetylneuraminic acid in coronary artery diseases. Circulation, 137(13): 1374-1390.

Zhang NN, Zhu HB, Li ZJ, Dong E. 2022. A novel β_2-AR agonist, Higenamine, induces β-arrestin-biased signaling. Sci China Life Sci, 65(7): 1357-1368.

Zhang P, Hou SY, Chen JC, Zhang JS, Lin FY, Ju RJ, Cheng X, Ma XW, Song Y, Zhang YY, Zhu MS, Du J, Lan Y, Yang X. 2016c. Smad4 deficiency in smooth muscle cells initiates the formation of aortic aneurysm. Circ Res, 118(3): 388-399.

Zhang P, Sun CY, Li HJ, Tang CL, Kan H, Yang ZY, Mao AQ, Ma X. 2018e. TRPV4 (transient receptor potential vanilloid 4) mediates endothelium-dependent contractions in the aortas of hypertensive mice. Hypertension, 71(1): 134-142.

Zhang X, Li J, Luo SY, Wang MJ, Huang Q, Deng ZY, de Febbo C, Daoui A, Liew PX, Sukhova GK, Metso J, Jauhiainen M, Shi GP, Guo JL. 2020b. IgE contributes to atherosclerosis and obesity by affecting macrophage polarization, macrophage protein network, and foam cell formation. Arterioscler Thromb Vasc Biol, 40: 597-610.

Zhang XP, Xu C, Gao SJ, Li P, Kong Y, Li TT, Li YL, Xu FJ, Du J. 2019a. CRISPR/Cas9 delivery mediated with hydroxyl-rich nanosystems for gene editing in aorta. Adv Sci (Weinh), 6(12): 1900386.

Zhang XZ, Zhang YM, Wang PC, Zhang SY, Dong YQ, Zeng GY, Yan Y, Sun LL, Wu Q, Liu H, Liu B, Kong W, Wang X, Jiang CT. 2019b. Adipocyte hypoxia-inducible factor 2α suppresses atherosclerosis by promoting adipose ceramide catabolism. Cell Metab, 30(5): 937-951.

Zhang YJ, Guan LM, Yu H, Yan YH, Du LB, Liu Y, Sun MT, Huang DJ, Wang SH. 2016d. Reversible fluorescent probe for selective detection and cell imaging of oxidative stress indicator bisulfite. Anal Chem, 88(8): 4426-4431.

Zhang ZB, Ruan CC, Lin JR, Xu L, Chen XH, Du YN, Fu MX, Kong LR, Zhu DL, Gao PJ. 2018f. Perivascular adipose tissue-derived PDGF-D contributes to aortic aneurysm formation during obesity. Diabetes, 67(8): 1549-1560.

Zhao GZ, Fu Y, Cai ZY, Yu F, Gong Z, Dai RB, Hu YH, Zeng LF, Xu QB, Kong W. 2017. Unspliced XBP1 confers VSMC homeostasis and prevents aortic aneurysm formation via FoxO4 interaction. Circ Res, 121: 1331-1345.

Zhao HX, Ke ZW, Yang F, Li K, Chen NB, Song L, Zheng CS, Liang D, Liu CB. 2021. Deep learning enables superior photoacoustic imaging at ultralow laser dosages. Adv Sci (Weinh), 8(3): 2003097.

Zhao H, Li Y, He LJ, Pu WJ, Yu W, Li Y, Wu YT, Xu CM, Wei YD, Ding QR, Song BL, Huang HF, Zhou B. 2020. In vivo AAV-CRISPR/Cas9-mediated gene editing ameliorates atherosclerosis in familial hypercholesterolemia. Circulation, 141(1): 67-79.

Zhao J, Zhou YW, Zhang XJ, Chen LN. 2016a. Part mutual information for quantifying direct associations in networks. PNAS, 113(18): 5130-5135.

Zhao Y, Chen CG, Yang SH, Xing D. 2016b. Mechanical evaluation of lipid accumulation in atherosclerotic tissues by photoacoustic viscoelasticity imaging. Opt Lett, 41(19): 4522-4525.

Zhao Y, Chen CG, Liu HW, Yang SH, Xing D. 2016c. Time-resolved photoacoustic measurement for evaluation of viscoelastic properties of biological tissues. Appl Phys Lett, 109(20): 203702.

Zhao Y, Gao P, Sun F, Li Q, Chen J, Yu H, Li L, Wei X, He HB, Lu ZS, Wei X, Wang B, Cui YT, Xiong SQ, Shang QH, Xu AM, Huang Y, Liu DY, Zhu ZM. 2016d. Sodium intake regulates glucose homeostasis through the PPARδ/adiponectin-mediated SGLT2 pathway. Cell Metab, 23(4): 699-711.

Zhong WB, Pan GP, Wang L, Li SQ, Ou JS, Xu MY, Li JW, Zhu BY, Cao XY, Ma HL, Li CW, Xu J, Olkkonen VM, Staels B, Yan DG. 2016. ORP4L facilitates macrophage survival via G-protein-coupled signaling: ORP4L$^{-/-}$ mice display a reduction of atherosclerosis. Circ Res, 119(12): 1296-1312.

Zhou BS, Zeng S, Li N, Yu LM, Yang G, Yang YY, Zhang XJ, Fang MM, Xia J, Xu Y. 2017. Angiogenic factor with G patch and FHA domains 1 is a novel regulator of vascular injury. Arterioscler Thromb Vasc Biol, 37(4): 675-684.

Zhou YZ, Wang SJ, Qiu ZH, Song XX, Pan YJ, Hu XJ, Zhang HR, Deng YH, Ding D, Wu HL, Yang SJ, Wang M, Zhou ZH, Liao YH, Chen X. 2016. ATRQβ-001 vaccine prevents atherosclerosis in apolipoprotein E-null mice. J Hypertens, 34(3): 474-485; discussion 485.

Zhu JJ, Liu YF, Zhang YP, Zhao CR, Yao WJ, Li YS, Wang KC, Huang TS, Pang W, Wang XF, Wang X, Chien S, Zhou J. 2017. VAMP3 and SNAP23 mediate the disturbed flow-induced endothelial microRNA secretion and smooth muscle hyperplasia. PNAS, 114(31): 8271-8276.

Zhu XL, Qiu C, Wang YR, Jiang YQ, Chen YF, Fan LG, Ren RZ, Wang YY, Chen Y, Feng YZ, Zhou XF, Zhu YH, Ge Z, Lai DW, Qin LF, Simons M, Yu LY. 2022. FGFR1 SUMOylation coordinates endothelial angiogenic signaling in angiogenesis. PNAS, 119(26): e2202631119.

Zhu XD, Wang Y, Zhu L, Zhu Y, Zhang K, Wang L, Bai H, Yang Q, Ben JJ, Zhang HW, Li

XY, Xu Y, Chen Q. 2021. Class A1 scavenger receptor prevents obesity-associated blood pressure elevation through suppressing overproduction of vascular endothelial growth factor B in macrophages. Cardiovasc Res, 117(2): 547-560.

Zhuang T, Liu J, Chen XL, Pi JJ, Kuang YS, Wang YF, Tomlinson B, Chan P, Zhang Q, Li Y, Yu ZR, Zheng XJ, Reilly M, Morrisey E, Zhang L, Liu ZM, Zhang YZ. 2019a. Cell-specific effects of GATA (GATA zinc finger transcription factor family)-6 in vascular smooth muscle and endothelial cells on vascular injury neointimal formation. Arterioscler Thromb Vasc Biol, 39(5): 888-901.

Zhuang T, Liu J, Chen XL, Zhang L, Pi JJ, Sun HM, Li L, Bauer R, Wang HK, Yu ZR, Zhang Q, Tomlinson B, Chan P, Zheng XJ, Morrisey E, Liu ZM, Reilly M, Zhang YZ. 2019b. Endothelial FoxP1 suppresses atherosclerosis via modulation of Nlrp3 inflammasome activation. Circ Res, 125(6): 590-605.

成果附录

附录1 代表性论文目录

[1] Zhang T, Zhang Y, Cui MY, Jin L, Wang YM, Lv FX, Liu YL, Zheng W, Shang HB, Zhang J, Zhang M, Wu HK, Guo JJ, Zhang XQ, Hu XL, Cao CM, Xiao RP. 2016. CaMKII is a RIP3 substrate mediating ischemia- and oxidative stress-induced myocardial necroptosis. Nat Med, 22(2): 175-182.

[2] Sun LL, Xie C, Wang G, Wu Y, Wu Q, Wang XM, Liu J, Deng YY, Xia JL, Chen B, Zhang SY, Yun CY, Lian G, Zhang XJ, Zhang H, Bisson WH, Shi JM, Gao XX, Ge PP, Liu CH, Krausz KW, Nichols RG, Cai JW, Rimal B, Patterson AD, Wang X, Gonzalez FJ, Jiang CT. 2018. Gut microbiota and intestinal FXR mediate the clinical benefits of metformin. Nat Med, 24(12): 1919-1929.

[3] Wang L, Luo JY, Li B, Tian XY, Chen LJ, Huang Y, Liu J, Deng D, Lau CW, Wan S, Ai D, Mak KK, Tong KK, Kwan KM, Wang N, Chiu JJ, Zhu Y, Huang Y. 2016. Integrin-YAP/TAZ-JNK cascade mediates atheroprotective effect of unidirectional shear flow. Nature, 540(7634): 579-582.

[4] Zhang JJ, Gao XF, Kan J, Ge Z, Han L, Lu S, Tian NL, Lin S, Lu QH, Wu XM, Li QH, Liu ZZ, Chen Y, Qian XS, Wang J, Chai DY, Chen CH, Li XL, Gogas BD, Pan T, Shan SJ, Ye F, Chen SL. 2018. Intravascular ultrasound versus angiography-guided drug-eluting stent implantation: The ULTIMATE trial. J Am Coll Cardiol, 72(24): 3126-3137.

[5] Zhou F, Li XL, Wang WL, Zhu P, Zhou J, He WY, Ding M, Xiong FY, Zheng XN, Li Z, Ni YL, Mu XH, Wen L, Cheng T, Lan Y, Yuan WP, Tang FC, Liu B. 2016. Tracing

haematopoietic stem cell formation at single-cell resolution. Nature, 533(7604): 487-492.

[6] Wang CX, Zhang CC, Liu LX, Xi A, Chen BY, Li YL, Du J. 2017. Macrophage-derived mir-155-containing exosomes suppress fibroblast proliferation and promote fibroblast inflammation during cardiac injury. Mol Ther, 25(1): 192-204.

[7] Lin ZF, Pan XB, Wu F, Ye DW, Zhang Y, Wang Y, Jin LG, Lian QZ, Huang Y, Ding H, Triggle C, Wang K, Li XK, Xu AM. 2015. Fibroblast growth factor 21 prevents atherosclerosis by suppression of hepatic sterol regulatory element-binding protein-2 and induction of adiponectin in mice. Circulation, 131(21): 1861-1871.

[8] Wang B, Nie JL, Wu LJ, Hu YY, Wen Z, Dong LL, Zou MH, Chen C, Wang DW. 2018. AMPK2 protects against the development of heart failure by enhancing mitophagy via pink1 phosphorylation. Circ Res, 122(5): 712-729.

[9] Tian XY, Hu TY, Zhang H, He LJ, Huang XZ, Liu QZ, Yu W, He L, Yang Z, Yan Y, Yang X, Zhong TP, Pu WT, Zhou B. 2014. De novo formation of a distinct coronary vascular population in neonatal heart. Science, 345(6192): 90-94.

[10] Li TY, Yu B, Liu ZX, Li JY, Ma ML, Wang YB, Zhu MJ, Yin HY, Wang XF, Fu Y, Yu F, Wang X, Fang XH, Sun JP, Kong W. 2018. Homocysteine directly interacts and activates the angiotensin II type I receptor to aggravate vascular injury. Nat Commun, 9(1): 11.

[11] Wang L, Yu P, Zhou BY, Song JP, Li Z, Zhang MZ, Guo GR, Wang Y, Chen X, Han L, Hu SS. 2020. Single-cell reconstruction of the adult human heart during heart failure and recovery reveals the cellular landscape underlying cardiac function. Nat Cell Biol, 22(1): 108-119.

[12] Li HP, Zhang XR, Wang F, Zhou L, Yin ZW, Fan JH, Nie X, Wang PH, Fu XD, Chen C, Wang DW. 2016. MicroRNA-21 lowers blood pressure in spontaneous hypertensive rats by upregulating mitochondrial translation. Circulation, 134(10): 734-751.

[13] Liu C, Wu CA, Yang QF, Gao J, Li L, Yang DQ, Luo LF. 2016. Macrophages mediate the repair of brain vascular rupture through direct physical adhesion and mechanical traction. Immunity, 44(5): 1162-1176.

[14] Yang F, Chen QS, He SP, Yang M, Maguire EM, An WW, Afzal TA, Luong LA, Zhang L, Xiao QZ. 2018. miR-22 is a novel mediator of vascular smooth muscle cell phenotypic modulation and neointima formation. Circulation, 137(17): 1824-1841.

[15] Zhang L, Wei TT, Li Y, Li J, Fan Y, Huang FQ, Cai YY, Ma G, Liu JF, Chen QQ, Wang SL, Li H, Alolga RN, Liu B, Zhao DS, Shen JH, Wang XM, Zhu W, Li P, Qi LW. 2018. Functional metabolomics characterizes a key role for *N*-acetylneuraminic acid in

coronary artery diseases. Circulation, 137(13): 1374-1390.

[16] Jenny Zhou HJ, Qin LF, Zhang HF, Tang WW, Ji WD, He YH, Liang XL, Wang ZR, Yuan QY, Vortmeyer A, Toomre D, Fuh G, Yan MH, Kluger MS, Wu DQ, Min W. 2016. Endothelial exocytosis of angiopoietin-2 resulting from CCM3 deficiency contributes to cerebral cavernous malformation. Nat Med, 22(9): 1033-1042.

[17] Wang Y, Tan X, Gao H, Yuan H, Hu R, Jia LX, Zhu JM, Sun LZ, Zhang HJ, Huang LJ, Zhao D, Gao P, Du J. 2018. Magnitude of soluble ST2 as a novel biomarker for acute aortic dissection. Circulation, 137(3): 259-269.

[18] Zhao H, Li Y, He LJ, Pu WJ, Yu W, Li Y, Wu YT, Xu CM, Wei YD, Ding QR, Song BL, Huang HF, Zhou B. 2020. In vivo AAV-CRISPR/Cas9-mediated gene editing ameliorates atherosclerosis in familial hypercholesterolemia. Circulation, 141(1): 67-79.

[19] Liu QZ, Huang XZ, Zhang H, Tian XY, He LJ, Yang R, Yan Y, Wang QD, Gillich A, Zhou B. 2015. c-Kit[+] cells adopt vascular endothelial but not epithelial cell fates during lung maintenance and repair. Nat Med, 21(8): 866-868.

[20] Ping YQ, Mao CY, Xiao P, Zhao RJ, Jiang Y, Yang Z, An WT, Shen DD, Yang F, Zhang HB, Qu CX, Shen QY, Tian CP, Li ZJ, Li SL, Wang GY, Tao XN, Wen X, Zhong YN, Yang J, Yi F, Yu X, Xu HE, Zhang Y, Sun JP. 2021. Structures of the glucocorticoid-bound adhesion receptor GPR97-G$_O$ complex. Nature, 589(7843): 620-626.

附录 2 获得国家科学技术奖励项目

本重大研究计划资助项目有关的完成人获得国家自然科学奖二等奖 3 项、国家科学技术进步奖二等奖 3 项、国家科学技术进步奖创新团队奖 1 项。

具体获奖情况见附表 1。

附表 1 "血管稳态与重构的调控机制"重大研究计划获得国家科学技术奖励项目目录

项目批准号	获奖项目名称	完成人（排名）[1]	完成单位	获奖项目编号	获奖类别[2]	获奖等级	获奖时间
91339112/ 91339117/ 91939302	瞬时受体电位通道在代谢性血管病中的作用与机制	祝之明（1）刘道燕（2）黄薏（3）	中国人民解放军第三军医大学/香港中文大学	Z-106-2-03	Z	二等奖	2014

续表

项目批准号	获奖项目名称	完成人（排名）[1]	完成单位	获奖项目编号	获奖类别[2]	获奖等级	获奖时间
91339105	细胞钙信号及分子调控	徐明（3）	北京大学	Z-106-2-01	Z	二等奖	2017
91339109/91439201/91539105	心血管重构分子机制、检测技术和干预策略的基础研究	张澄（1）张铭湘（3）苗俊英（5）	山东大学	Z-106-2-03	Z	二等奖	2018
91339115	第四军医大学消化系肿瘤研究创新团队	韩骅（8）	中国人民解放军第四军医大学	J-207-1-01	J	创新团队奖	2016
91439115	血栓性疾病的早期诊断和靶向治疗	刘俊岭（2）	华中科技大学同济医学院附属协和医院，上海交通大学，浙江大学，复旦大学	J-233-2-01	J	二等奖	2018
91739113	急性冠脉综合征精准介入诊疗体系的建立与应用	田进伟（6）	哈尔滨医科大学，北京大学第一医院，乐普（北京）医疗器械股份有限公司	J-233-2-02	J	二等奖	2019
91839101/91739106	缺血性心脏病细胞治疗关键技术创新及临床转化	沈振亚（1）胡士军（4）	苏州大学附属第一医院，中国医学科学院阜外医院，中国科学院上海生命科学研究院，河北医科大学第一医院，中国科学院生物物理研究所	J-253-2-04	J	二等奖	2020

注：1. 只填写与该重大研究计划资助项目有关的完成人，并在括号中注明排名顺序，如李明（2）。

2. 在获奖类别栏中注明：Z，F，J。其中，Z代表国家自然科学奖，F代表国家技术发明奖，J代表国家科学技术进步奖。

附录 3　代表性发明专利

本重大研究计划各项目共申请国内发明专利 156 项，其中授权专利 80 项；申请国际发明专利 8 项，其中获得授权 3 项。

代表性发明专利目录见附表 2。

附表 2 "血管稳态与重构的调控机制"重大研究计划代表性发明专利目录[1]

项目批准号	发明名称	发明人（排名）[2]	专利号	专利申请时间	专利权人	授权时间
91539203	Use of naringenin in preparing drugs for preventing and/or treatment abdominal aortic aneurysm.	孔炜（1）崔庆华（2）郑金刚（3）	WO2014206056A1	2014-01-24	北京大学	2014-12-31
91439116	一种抗血栓形成和内膜增生的小口径生物人工血管	朱楚洪（1）	ZL201510211143.1	2015-04-29	广州宏畅生物科技有限公司	2015-07-15
91639115	神经氨酸酶及其抑制剂在心肌缺血及心肌梗死中的应用	齐炼文（1）	ZL201610166253.5	2016-03-22	中国药科大学	2016-07-06
91439207	人内皮素A型受体免疫原性肽段及其载体疫苗	廖玉华（1）	ZL201611225011.5	2016-12-27	武汉华纪元生物技术开发有限公司	2017-06-23
91539105	7-羟基香豆素吡唑啉衍生物在制备稳定动脉硬化斑块药物中的应用	苗俊英（1）	ZL201710481615.4	2017-06-22	山东大学	2017-08-18
91339201	三羟基黄酮在制备用于预防和治疗腹主动脉瘤的药物中的用途	刘德培（1）	ZL201410184290.X	2014-05-04	中国医学科学院基础医学研究所	2017-11-21
91639115	一组用于诊断冠心病的代谢标志物群	齐炼文（1）	ZL201610173699.0	2016-03-24	中国药科大学	2017-12-05
91439131	Compound for enhancing coupling of TRPV4-KCa2.3 complex and antihypertensive applications of compound	马鑫（1）	WO2018184274A1	2017 04 07	江南大学	2018 10 11
91539121	一组用于判断主动脉夹层预后的分子标志物组	杜杰（1）	ZL201810614415.6	2018-06-14	北京市心肺血管疾病研究所	2018-11-13
91539203	软骨寡聚基质蛋白作为标志物在诊断腹主动脉瘤或动脉夹层中的应用	孔炜（1）	ZL201610825843.4	2016-09-14	北京大学	2018-03-20
91439206	降脂药在高同型半胱氨酸血症治疗方面的应用	王宪（1）	ZL201810393784.7	2018-04-27	北京大学	2019-08-23
91439203	一种检测遗传性血管疾病致病基因的DNA文库及其应用	汪道文（1）	ZL201610783547.2	2016-08-31	汪道文	2019-09-10

血管稳态与重构的调控机制

续表

项目批准号	发明名称	发明人（排名）[2]	专利号	专利申请时间	专利权人	授权时间
91639113	一种硝酸酯可降解生物活性材料及其制备方法与应用	赵强（1）	ZL201810739149.X	2018-07-06	南开大学	2019-10-18
91639204	N6002 在治疗糖尿病外周动脉疾病中的医药用途	季勇（1）	ZL201910171115.X	2019-03-07	南京医科大学	2020-03-31
91439131	Method of producing a compound for enhancing the cohesiveness of the complex substance TRPV4-KCA2.3	马鑫（1）	RU2718913C1	2017-05-12	江南大学	2020-04-15
91439127	一种抑制血管生成素样蛋白 8 的物质的应用	秦彦文（1）	ZL202010055576.3	2020-01-17	北京市心肺血管疾病研究所	2020-05-12
91539203	金属蛋白酶 ADAMTS-7 的免疫原性肽段及其在抗动脉粥样硬化及相关疾病的应用	孔炜（1）	ZL201910914243.9	2019-09-25	北京大学	2021-03-26
91739106	一种提高多能干细胞分化为心肌细胞的诱导方法	胡士军（1）	ZL201810123408.6	2018-02-07	苏州大学	2021-04-30
91639202	ENaC 及其抑制剂在预防、缓解和/或治疗动脉粥样硬化中的应用	张志仁（1）	ZL201811204478.0	2018-10-16	哈尔滨医科大学	2021-05-18
91539113	TAX2 多肽在制备预防和/或治疗腹主动脉瘤形成和/或破裂的药物中的应用	陈敬洲（1）	ZL202110978757.8	2021-08-25	中国医学科学院阜外医院	2021-11-16

注：1. 由本重大研究计划资助，已获授权的代表性发明专利（限 20 项）；

2. 只填写与本重大研究计划资助项目有关的发明人，并在括号中注明排名顺序，如李明（2）。

索　引（按拼音排序）